ROUGEOLE ET SUETTE MILIAIRE

DE LA

SUETTE MILIAIRE A FORME RUBÉOLIQUE

(SON ROLE DANS LES ÉPIDÉMIES)

PAR

Le Docteur Louis HONTANG

Ancien interne des Hôpitaux de Paris

PARIS

G. STEINHEIL, ÉDITEUR

2, RUE CASIMIR-DELAVIGNE, 2

1888

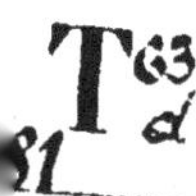

ROUGEOLE ET SUETTE MILIAIRE

DE LA

SUETTE MILIAIRE A FORME RUBÉOLIQUE

(SON ROLE DANS LES ÉPIDÉMIES)

A LA MÉMOIRE DE MON GRAND-PÈRE

ADRIEN MENJOULET

ROUGEOLE ET SUETTE MILIAIRE

DE LA

SUETTE MILIAIRE A FORME RUBÉOLIQUE

(SON ROLE DANS LES ÉPIDÉMIES)

PAR

Le Docteur Louis HONTANG

Ancien interne des Hôpitaux de Paris

PARIS

G. STEINHEIL, ÉDITEUR

2, RUE CASIMIR-DELAVIGNE, 2

1888

ROUGEOLE ET SUETTE MILIAIRE

DE LA

SUETTE MILIAIRE A FORME RUBÉOLIQUE

(SON ROLE DANS LES ÉPIDÉMIES)

AVANT-PROPOS

Je suis heureux de l'occasion qui m'est offerte en commençant ce travail de remercier publiquement tous ceux qui ont été mes maîtres dans les hôpitaux.

Le premier nom que je tiens à inscrire ici est celui de mon bien cher maître M. Millard ; il m'a donné mes premières leçons et c'est auprès de lui que je termine mes études, je n'oublierai jamais la bienveillance avec laquelle il m'encouragea à mes débuts, ni les précieux conseils qu'il n'a cessé de me prodiguer depuis. Le meilleur de ce que je sais me vient de lui, je lui en ai la plus grande reconnaissance.

Je remercie vivement aussi M. Labric de l'intérêt qu'il m'a porté pendant l'année où j'ai eu l'honneur d'être son interne à l'hôpital des Enfants-Malades. Il m'a fait profiter, par ses enseignements de chaque jour, des résultats de sa grande expérience, et m'a donné en maintes circonstances des marques de sympathie et d'affection qui me feront garder le plus doux souvenir de l'année passée auprès de lui.

Je n'aurais garde d'oublier les deux autres maîtres qui m'ont accueilli dans leur service pendant mes premières années d'internat, M. J. Championnière et M. R. Moutard-Martin, qu'ils reçoivent l'expression de ma profonde gratitude pour les profitables leçons qu'ils m'ont données.

Que MM. Tillaux, Quénu, Schwartz, Danlos et Oulmont que j'ai encore eus pour maîtres veuillent bien recevoir tous mes remerciements pour tout ce qu'ils ont fait pour moi.

Enfin M. le professeur Brouardel qui me fait l'honneur d'accepter la présidence de cette thèse, a droit à toute ma reconnaissance, c'est grâce à lui que j'ai pu entreprendre ce travail et le mener à bonne fin, s'il contient quelque chose de bon c'est à lui que cela revient.

INTRODUCTION

Au mois de juin 1887 une mission sanitaire était envoyée à Montmorillon sous la haute direction de M. le Professeur Brouardel pour étudier l'épidémie de suette miliaire qui régnait depuis le commencement du printemps dans une partie du département de la Vienne et quelques arrondissements des départements limitrophes. Nous avons eu l'honneur de faire partie de cette mission, et lorsque le 22 juin nous arrivâmes au Dorat dans le département de la Haute-Vienne, où on avait fixé notre résidence, l'épidémie était considérée dans la contrée comme entrant en décroissance; il ne mourait plus de malades avec les symptômes terrifiants de la suette qui avaient à si juste titre jeté l'épouvante dans une localité voisine (Bussière-Poitevine), mais nous nous trouvions en plein foyer d'une maladie peu meurtrière qui frappait un grand nombre d'individus sévissant surtout sur les enfants, si bien que dans beaucoup d'endroits on pouvait compter ceux qui y avaient échappé. Cette maladie sur laquelle on avait attiré notre attention, et qui passait dans le pays pour une simple rougeole, présentait ici les mêmes caractères qu'elle a revêtus dans toutes les contrées visitées par la suette. Elle représentait la fin de l'épidémie de suette de toute cette région, tout comme elle en avait marqué le début sur d'autres points du territoire, elle avait avec la suette miliaire des rapports de parenté tels que nous avons été amenés à la considérer comme une forme spéciale de la suette. C'est elle que M. le Professeur Brouardel a décrite à l'Académie de médecine dans le rapport de la mission sous le nom de suette miliaire à forme rubéolique.

Ayant eu la bonne fortune de nous trouver au centre d'un foyer de cette forme spéciale de la suette, nous avons pu recueillir un certain nombre d'observations, et nous avons pensé qu'il serait intéressant de reprendre dans une monographie, en l'appuyant des quelques faits que nous avions pu rassembler, l'histoire de cette affection qui paraît avoir peu fixé jusqu'à présent l'attention des observateurs.

L'histoire générale de l'épidémie de 1887 a été retracée d'une façon complète dans le rapport officiel de la mission, nous n'y reviendrons que pour montrer l'évolution, la topographie générale et les rapports de la suette rubéolique avec la suette franche ; cette tâche nous a été singulièrement facilitée par l'étude de toutes les pièces officielles que notre cher ami le Dr Thoinot notre chef de mission a si obligeamment mises à notre disposition, nous le remercions vivement de ses conseils qui nous ont été souvent fort utiles.

Notre but primitif était de retracer l'histoire clinique de la suette rubéolique, mais dans les recherches que nous avons faites sur les épidémies de suette miliaire antérieures, nous avons trouvé souvent signalée la coexistence de la suette et de la rougeole, nous avons ainsi été amené à rechercher quels rapports pouvaient exister entre ces deux affections, et nous sommes arrivé à nous convaincre que dans beaucoup d'épidémies les choses avaient dû se passer comme dans celle que nous venons d'observer.

Ce travail soulèvera peut-être des objections et des critiques, puissent-elles apporter un peu de lumière sur la question des rapports de la rougeole et de la suette miliaire, question que l'on a beaucoup discutée, que l'on discute encore et sur laquelle on n'est sans doute pas près de s'entendre.

CHAPITRE PREMIER

Description clinique de la suette miliaire à forme rubéolique (1).

La suette miliaire est une affection bien caractérisée par des symptômes qui lui sont propres et qui ont été suffisamment étudiés dans les descriptions classiques pour qu'il soit inutile d'y revenir. Elle n'a présenté pendant cette épidémie dans ses formes franches aucune anomalie qui nous paraisse digne de fixer l'attention, mais à côté de ses formes franches, elle a revêtu dans un grand nombre de cas un aspect particulier et un ensemble de caractères qui lui donnaient les plus grandes ressemblances avec la rougeole, si bien que la confusion entre ces deux maladies a été souvent faite par des médecins expérimentés. En y regardant de près on arrivait cependant à établir la nature exacte de cette affection ; nous verrons dans un des chapitres suivants comment nous avons été conduits à la rattacher à la suette et à ne la

(1) Nous laisserons de côté les questions d'étiologie, de contagion et d'incubation, qui ne présentent rien de spécial dans la forme rubéolique de la suette. On remarquera aussi que nous n'avons pas fait de chapitre d'anatomie pathologique ; c'est que pendant l'épidémie de 1887 on n'a pas pu faire d'autopsies.

considérer que comme une forme particulière de cette maladie, une dérivation du type classique de la suette miliaire.

La suette rubéolique frappe principalement les enfants, d'où le nom de suette infantile sous lequel le professeur Brouardel l'a encore désignée. Nous préférons la première dénomination car le caractère primordial de cette forme c'est sa ressemblance avec la rougeole, de plus elle peut aussi s'observer chez l'adulte, de même que la suette frappe encore assez souvent les enfants avec tous ses symptômes classiques.

A première vue la suette rubéolique parait être une maladie mal déterminée car parmi tous ses symptômes il n'en est aucun qui lui appartienne en propre. Elle emprunte une partie de ses éléments constitutifs à la rougeole, l'autre à la suette.

A. — ***Caractères empruntés à la rougeole.*** — Ce sont :

1° *Ses prodromes*, qui passent en général inaperçus dans la suette vraie et qui ici au contraire prennent dans certains cas une réelle importance. Ils représentent une atténuation des prodromes de la rougeole, catarrhe des muqueuses, injection conjonctivale, larmoiement, coryza, le catarrhe laryngo-bronchique n'est pas rare. le catarrhe intestinal exceptionnel.

2° *Son éruption*, qui souvent au début est absolument celle de la rougeole mais qui en diffère bientôt par sa polymorphie ou par l'adjonction d'éléments nouveaux qui viennent donner à cette éruption un caractère spécial qui se retrouve dans la majorité des cas.

B. — ***Caractères empruntés à la suette.*** — Ceux-ci sont de la plus haute importance car ils constituent l'un des principaux arguments qui permettent de rattacher la suette rubéolique à la suette et de la séparer de la rougeole.

Ce sont :

1° *La brièveté des prodromes*, qui manquent dans bon nombre de cas, l'éruption apparaissant au milieu de la santé, et qui, lorsqu'ils existent, n'ont qu'une durée éphémère.

2° *Les sueurs*. Elles sont en général beaucoup moins accentuées que dans la suette franche, mais elles existent presque constamment; les malades, même en proie à une fièvre vive, ne présentent jamais une chaleur sèche et mordicante, la peau reste toujours moite.

3° *La variabilité et la polymorphie de l'exanthème*. Il débute par une rougeur morbilleuse accompagnée ou non d'éruption miliaire, le lendemain ou le surlendemain elle s'est complètement modifiée, l'exanthème est devenu scarlatiniforme, s'accompagne de taches purpuriques, l'éruption miliaire se complète ou apparait; parfois elle se manifeste avant le développement de l'exanthème. Tous ces éléments se combinent des façons les plus variées de manière à constituer des types assez dissemblables les uns des autres.

4° *La desquamation*, qui est toujours appréciable, souvent prolongée et se rapproche à tous égards de la desquamation scarlatineuse.

5° *L'absence de complications bronchiques et pulmonaires*.

Elles sont exceptionnelles dans la suette rubéolique.

6° *Les poussées successives* d'éruptions toujours polymorphes, mais le plus souvent miliaires, survenant pendant la maladie ou dans le cours de la convalescence.

7° *Les récidives* qui sont loin d'être rares dans le cours de la même épidémie ou à plusieurs années de distance.

Symptômes.

Prodromes. — Ils peuvent manquer surtout chez les jeunes enfants, l'éruption paraît alors marquer le début de la maladie.

Lorsqu'ils existent ce sont ceux de la rougeole. L'enfant est pris de malaise, d'anxiété fébrile, il refuse la nourriture, et l'on voit apparaître ce que l'on peut appeler les *phénomènes d'invasion*. Céphalalgie à peu près constante chez les enfants assez âgés pour pouvoir en rendre compte.

Les yeux deviennent brillants, les conjonctives s'injectent; le larmoiement est toujours peu accusé, et jamais on ne voit les petits malades avec les yeux tuméfiés et recouverts de ces sécrétions muco-purulentes si fréquentes dans la rougeole.

Le coryza est moins constant que le catarrhe oculaire, lorsqu'il existe il ne se manifeste que par des éternuments, les écoulements par le nez font toujours défaut. Le catarrhe oculo-nasal reste en somme à l'état d'ébauche.

Les épistaxis sont fréquentes répétées et se continuent souvent pendant la seconde période de la maladie.

Les malades toussent, et le timbre de cette toux est souvent celui de la toux férine.

La langue est blanche, saburrale, toujours humide.

Vomissements habituels. Constipation presque constante.

Au milieu de cet appareil symptomatique qui fait penser à l'invasion de la rougeole on voit apparaître d'autres symptômes d'une importance capitale ; ce sont des sueurs plus ou moins abondantes, généralement modérées chez les jeunes enfants mais pouvant devenir profuses chez les sujets plus âgés. Les parents signalent souvent que l'éruption n'est sortie qu'après des transpirations ayant traversé les matelas. Chez la malade de l'obs. 27 les sueurs ont été excessives, elle a mouillé 14 chemises en 2 jours !

L'apparition de ces sueurs à cette période est d'une grande importance ; alors même qu'elles sont peu marquées elles existent toujours et nous avons été frappé de trouver constamment chez des malades dont la température montait à 39° et 40° la peau moite et humide.

Les phénomènes nerveux propres à la suette, sont en général peu accusés dans la forme rubéolique, la constriction épigastrique et les grands étouffements font habituellement défaut ; mais ce que l'on observe c'est une gêne respiratoire, un sentiment de poids à la base du thorax qu'accusent très nettement les enfants assez âgés, une accélération notable de la respiration que ne vient expliquer aucune lésion de l'appareil respiratoire. Les palpitations accompagnées d'intermittences et d'irrégularités du pouls ont de même été notées dans un certain nombre de cas, et viennent témoigner du retentissement de la maladie sur le système nerveux.

La durée de ces prodromes est sujette à quelques variations.

L'éruption apparait dans la grande majorité des cas beaucoup plus tôt que dans la rougeole, le premier ou le deuxième jour, ailleurs on la voit retardée jusqu'au 3e ou au 4e jour.

Éruption. — Ce qui la distingue entre tout, c'est sa polymorphie, sa variabilité, et ce caractère à lui seul suffirait pour différencier la suette rubéolique des éruptions similaires.

Deux éléments la constituent : un exanthème et une

éruption miliaire. Ces deux éléments se confondent, se combinent, se surajoutent de façon à représenter des types un peu dissemblables sur lesquels nous aurons à revenir.

D'une manière générale on peut dire que dans la forme rubéolique l'exanthème prime l'éruption miliaire, c'est le contraire dans la suette classique.

L'éruption débute en général par la face et gagne ensuite les autres parties du corps. Nous l'avons vainement cherchée au début derrière les oreilles point où apparaissent les premières tâches de la rougeole ; dans la suette rubéolique cette région paraît au contraire jouir d'une certaine immunité éruptive. C'est sur les joues, le nez, le menton que l'on voit apparaître les premières rougeurs d'abord discrètes, séparées par des intervalles de peau saine, puis se réunissant pour former de larges placards rouge vif à surface saillante, grenue, tomenteuse. L'exanthème s'étend ensuite au tronc envahissant la poitrine, le dos, les reins, les membres supérieurs en commençant par les extrémités, face dorsale des mains et des poignets ; elle y prend en général le caractère franchement rubéolique, formée de plaques irrégulières séparées par de larges intervalles de peau saine.

Les membres inférieurs ne se prennent que plus tardivement, et ici encore c'est vers les extrémités que l'éruption est toujours le plus accentuée.

A partir du moment de son apparition l'éruption tend à devenir de plus en plus confluente par formation de nouvelles plaques qui viennent élargir les premières et les confondre par leurs bords.

Dès le lendemain en général l'aspect est caractéristique, l'éruption miliaire qui parfois cependant est contemporaine de l'exanthème, est venue se surajouter à lui et lui donner une nouvelle physionomie.

Les placards rouges qui recouvrent les joues sont réunis en fer à cheval par une bande rouge passant sur la face dorsale du nez, ces placards paraissent boursouflés, mamelonnés, hérissés de saillies acuminées donnant au doigt la sensation d'une surface grenue, chagrinée. Lorsqu'on les regarde obliquement, on voit que leur surface est couverte d'une multitude de petites saillies qui la rendent inégale et expliquent la sensation perçue par le toucher.

Ces sailies souvent réunies en petits groupes forment des surfaces rappelant l'aspect de groupes d'herpès en voie de formation. En certains points des vésicules nettes apparaissent parsemant les surfaces rouges ou disséminées sur la peau saine au front, à la lèvre supérieure, etc. Elles sont rouges (miliaire rouge) ou blanches (miliaire blanche) et parfois entourées d'une auréole rouge qui leur donne lorsqu'elles se développent l'aspect de vésico-pustules. A la face dorsale des mains, des poignets et à la partie inférieure des avant-bras l'aspect granité de l'éruption est encore plus accentué et c'est toujours là qu'il faut chercher l'élément miliaire lorqu'il paraît manquer ailleurs, l'éruption se dispose souvent en bracelet tomenteux autour du poignet pour s'étendre sur la main et la face dorsale des doigts.

L'examen attentif, au regard oblique ou à la loupe, de l'exanthème du tronc, y fait reconnaitre les mêmes éléments miliaires sur les taches rouges et souvent des vésicules disséminées dans leur intervalle. Au tronc, c'est la région lombaire et les fesses qui sont habituellement le siège d'élection de l'éruption miliaire.

La paume des mains et la plante des pieds sont souvent respectées, mais elles ne restent pas toujours indemnes, nous y avons souvent constaté des rougeurs à surface acuminée, et du reste les desquamations de la paume des mains et des doigts sont une preuve que ces parties ont été atteintes par l'éruption.

En même temps que l'éruption miliaire vient parsemer l'exanthème, cet exanthème subit lui-même des modifications : de rubéolique qu'il était et qu'il reste le plus souvent aux bras et aux membres inférieurs, il devient scarlatiniforme sur les diverses parties du tronc, il n'est pas rare de trouver le haut de la poitrine, le cou, le dos recouverts d'une nappe rouge uniforme sur laquelle font saillie des élevures vésiculeuses ou à contenu lactescent. Souvent aussi, apparaissent des taches purpuriques qui se disposent en cercle autour des vésicules, ou viennent tigrer irrégulièrement la teinte scarlatineuse. Le malade de l'observation 5 est un exemple remarquable de cette variété par l'abondance et la persistance de ces taches purpuriques. Le grand caractère de cette éruption sur lequel on ne saurait trop insister, c'est sa polymorphie, sa variabilité dans les différents cas et sur le même individu suivant les moments où on l'examine.

Car à côté de cette forme que nous avons prise pour type, comme résumant ce que l'on rencontre dans la majorité des cas, il en existe d'autres que nous nous contenterons de signaler.

1° Éruption de rougeole boutonneuse. Boutons très papuleux, isolés, devenant souvent purpuriques, et portant au sommet une vésicule centrale.

2° Éruption où l'exanthème rubéolique domine avec peu de miliaire et où les plaques rouges restent toujours séparées par des intervalles de peau saine, c'est la plus rubéolique de toutes, celle qui s'éloigne le plus de la suette, celle qui prête le plus à la confusion.

3° Éruption scarlatiniforme ressemblant à une scarlatine compliquée de miliaire.

4° Éruption où l'exanthème est peu marqué, où la miliaire fait presque tous les frais; elle revêt l'aspect des éruptions artificielles provoquées par le thapsia ou l'huile de croton; c'est celle qui se rapproche le plus des descriptions classiques de la suette.

Pendant que l'éruption se fait les symptômes généraux subissent peu de modifications.

La fièvre persiste, la température oscille au tour de 39°, dépassant rarement 40°. Le pouls reste en rapport avec la température, 100-120.

Les sueurs peuvent reparaitre par accès mais c'est rare, elles appartiennent plutôt à la période d'invasion. Cependant la peau reste toujoure humide et souvent complètement mouillée de sueurs.

Les phénomènes nerveux sont les mêmes qu'au début et vont en s'atténuant.

Les catarrhes s'effacent, les épistaxis peuvent se reproduire. La langue reste blanche, la gorge rouge, le voile du palais, les piliers et le pharynx sont souvent recouverts d'un piqueté rouge plus rarement de véritables vésicules.

La constipation persiste. Les urines sont rares, foncées, fébriles, nous n'y avons jamais trouvé d'albumine.

La durée moyenne de l'éruption est de 4 à 5 jours, à partir de ce moment l'exanthème entre en décroissance mais l'éruption miliaire persiste bien plus longtemps, d'autant plus qu'elle se fait en plusieurs poussées dont les dernières apparaissent souvent après l'effacement complet de toute rougeur.

Desquamation. — Elle empiète sur la période éruptive. Elle est d'autant plus apparente que l'éruption a été plus intense. Deux types de desquamation : celui de l'exanthème, celui de la miliaire.

Au cours même de l'éruption on voit un certain nombre de vésicules se dessécher et s'affaisser formant de petites surfaces épidermiques brillantes ou des croûtelles donnant à la peau qu'elles recouvrent la rudesse de la peau de chagrin. La desquamation commence par la face qui se recouvre de petites écailles épidermiques pendant que les croûtelles des vésicules en se détachant laissent à leur place de petites collerettes plus ou moins épaisses suivant le volume des vésicules qu'elles représentent.

Lorsque la vésiculation a été abondante, le nombre de ces collerettes est innombrable et elles sont bientôt réunies par la desquamation furfuracée de l'exanthème.

Dans les éruptions à type de rougeole boutonneuse, la vésicule desquamée sur sa papule encore rouge prend l'aspect de certaines syphilides papulo-squameuses. Si l'éruption a été scarlatiniforme, il se détache de larges lambeaux épidermiques.

Lorsque la desquamation est en pleine activité, toutes les parties qui ont été atteintes par l'éruption sont recouvertes de poussière épidermique, la peau est sèche et rugueuse, les mains desquament en lambeaux comme dans la scarlatine, sur les poignets il n'est pas rare de trouver des surfaces épidermiques râpeuses d'aspect lichénoïde qui se détacheront ultérieurement.

La desquamation scarlatiniforme de la langue s'observe, mais elle est loin d'être constante.

Les symptômes généraux sont tombés avec l'éruption, le malade entre en convalescence. Cette convalescence est le plus souvent bénigne chez les enfants, et ne s'accompagne pas de ces phénomènes d'anémie et d'accablement profond qui se rencontrent chez les adultes. La desquamation seule est là pour témoigner de l'existence de la maladie, elle se prolonge souvent pendant plusieurs semaines permettant de faire le diagnostic rétrospectif. Le seul symptôme que nous ayons noté dans la convalescence de certains enfants, c'est le ralentissement et quelques irrégularités du pouls. Notre collègue Parmentier a observé dans quelque cas une crise polyurique marquant le début de la convalescence.

C'est encore pendant cette période que l'on peut voir apparaître des poussées éruptives secondaires, nous en avons rapporté quelques exemples. L'éruption miliaire fait ici tous les frais et l'exanthème reste au second plan ; ces poussées secondaires restent en général localisées à certaines parties du corps et ne s'accompagnent d'aucune réaction fébrile.

Terminaisons. — La guérison est pour ainsi dire la règle au moins pour ce que nous avons vu. Cependant dans certaines contrées la mortalité a été relativement élevée. Dans les cas de terminaison fatale, la mort arrive brusquement dans les premiers jours de la maladie tout comme dans la suette franche. Il est exceptionnel de voir la maladie se prolonger et amener la mort par adynamie. Nous rapportons l'observation de deux enfants (Obs. 47) qui à la suite d'une suette rubéolique ont été pris de symptômes typhoïdes graves, l'un d'eux succomba dans le collapsus.

Nous ne savons trop comment on pourrait interpréter l'apparition de ces symptômes à la suite de la suette.

Durée. — Elle varie suivant les cas, surtout suivant l'intensité de la maladie. La période fébrile ne dépasse guère 8 jours dans la majorité des cas, la convalescence commence alors, mais la desquamation qui est parfois peu accusée se prolonge dans les cas où l'éruption a été intense pendant plusieurs semaines ; elle est souvent prolongée par l'apparition de ces poussées secondaires dont nous avons parlé, de sorte que l'on peut trouver des enfants desquamant encore un mois et demi après le début de la maladie.

A côté de ces formes fébriles il en est d'autres que l'on peut appeler *ambulatoires* où la maladie passe presque inaperçue, les phénomènes généraux sont peu accusés et les malades ne s'alitent même pas. Nous avons souvent rencontré, dans les villages que nous visitions, des enfants jouant dans la rue, la face et le corps couverts d'éruptions miliaires et de rougeurs (Obs. 31).

Récidives. — Elles ont été fréquentes, les enfants ayant subi une première atteinte étaient repris quelques semaines après des mêmes symptômes généraux et de la même éruption.

Pronostic.

D'après ce que nous avons observé nous devons le faire bénin. La suette rubéolique a frappé un grand nombre d'enfants pendant l'épidémie de 1887 mais elle a fait fort peu de victimes. Les chiffres officiels du nombre des cas et des décès dans les différentes communes où l'épidémie a régné, ont été publiés en détail dans le rapport de la mission, nous ne croyons pas utile de les reproduire ici.

Bornons-nous à dire que la gravité de la suette rubéolique a varié suivant les points, que d'une manière générale elle a été plus grave dans les régions où elle a régné parallèlement à la suette franche, plus bénigne dans les zones où elle était isolée, que du reste sa gravité a toujours été notablement moindre que celle de la suette franche. Elle a représenté une atténuation de la suette miliaire dans sa gravité comme dans ses symptômes.

Diagnostic.

Dans les cas où l'exanthème est très développé, le diagnostic présente quelques difficultés; c'est avec la rougeole ou la scarlatine que la maladie peut être confondue.

1° *Rougeole.* — Quand l'éruption est franchement rubéolique, au premier abord tout parle en faveur de la rougeole. Le début par des phénomènes de catarrhe, l'apparition d'une éruption qui débute par la face pour se généraliser ensuite aux autres parties du corps, éruption formée de plaques rouges séparées par des intervalles de peau saine, évoluant comme celle de la rougeole et s'effaçant dans l'espace de 4 à 5 jours, la bénignité de l'affection ne laissant que peu de traces dans la convalescence, n'est-ce pas là ce qu'on retrouve dans toute rougeole normale.

Mais en y regardant de près on s'aperçoit bientôt que cette rougeole, si normale à première vue, présente certains caractères particuliers, certaines anomalies auxquelles il faut se rattacher si l'on veut déterminer la véritable nature de la maladie

La période prodromique est ici trop courte pour la rougeole, elle ne dure que 2 à 3 jours, parfois même elle manque complètement, les catarrhes sont peu accusés, le coryza est exceptionnel. L'éruption qui apparaît rapidement, peut paraître rubéolique le premier jour, mais en l'examinant de près on reconnaît que l'exanthème est recouvert de vésicules miliaires, ce qui n'est pas fréquent dans la rougeole. Le lendemain souvent cet exanthème a changé d'aspect, de rubéolique qu'il était il est devenu scarlatiniforme dans toutes son étendue ou seulement sur certaines parties du corps, le reste conservant l'aspect rubéolique. L'éruption miliaire s'accentue en même temps. Les sueurs souvent abondantes, les phénomènes nerveux, étouffements, intermittences cardiaques sont autant de signes qui rattachent cette affection à la suette et l'éloignent de la rougeole. La desquamation qui passe le plus souvent inaperçue dans la rougeole acquiert, dans la suette rubéolique une réelle importance par son intensité et sa durée.

Les poussées éruptives secondaires, les récidives à intervalles rapprochés appartiennent à la suette rubéolique.

Les complications thoraciques si fréquentes dans la rougeole ont toujours fait défaut dans la suette rubéolique.

Les faits de contagion et d'incubation eussent été d'un grand secours pour différencier ces deux maladies, car nous savons que l'éruption de la rougeole apparaît mathématiquement le 14e jour qui suit le contact de l'individu sain avec l'individu malade, malheureusement nous ne nous trouvions pas dans des conditions favorables à ce genre de recherches, et nous n'avons pu arriver à éclaircir ce point. Tout ce que nous pouvons dire c'est que l'apparition de la suette rubéolique à peu de jours d'intervalle chez plusieurs membres de la même famille, ou chez les enfants fréquentant une même école plaident en faveur de la brièveté de l'incubation de la suette rubéolique, et l'on sait combien cette incubation est courte dans la suette normale.

Tous ces symptômes nous paraissent suffisants pour permettre, lorsqu'on les recherche avec soin, de distinguer la rougeole de la suette rubéolique. Cette distinction devient encore plus facile lorsqu'à côté des *caractères cliniques* de la maladie on prend en considération ses *caractères épidémiologiques*. Ces derniers établissent d'une façon notoire la parenté de la suette rubéolique et de la suette normale.

La forme rubéolique de la suette apparaît dans les pays où règne une épidémie de suette, elle la précède, l'accompagne et la suit, frappant parfois les adultes mais atteignant les enfants en proportion notablement plus grande.

Dans une même habitation les adultes sont frappés par la suette normale tandis que les enfants ont la suette rubéolique.

La suette rubéolique atteint les enfants qui ont eu la rougeole aussi bien que ceux qui en ont été épargnés, elle récidive à brève échéance dans le cours de la même épidémie.

Un diagnostic qui nous paraît plus délicat à faire, c'est celui de la suette rubéolique avec la rougeole compliquée de suette miliaire. M. le Dr Chedevergne qui a observé à Poitiers un certain nombre de ces cas en a fait la relation à l'Académie de médecine dans un mémoire fort intéressant. Il fonde le diagnostic de ces rougeoles compliquées de miliaire sur l'absence de phénomènes nerveux (étouffements, etc.), sur l'époque d'apparition de l'éruption, l'exanthème rubéolique survient normalement au 5e jour de la maladie après treize à quinze jours d'incubation, l'éruption miliaire ne se montre que du 7e au 8e jour, de plus la desquamation est presque toujours furfuracée.

2° *Scarlatine.* — Le diagnostic ne présente pas de difficultés avec la scarlatine, car lorsque l'exanthème devient scarlatiniforme, c'est toujours un état secondaire, il a été rubéolique au début et il conserve en général les caractères rubéoliques sur diverses parties du corps. De plus, si dans la suette rubéolique la durée des prodromes est courte comme dans la scarlatine, l'angine ne figure pas dans ces prodromes, tandis qu'on y trouve souvent des catarrhes.

A la période de desquamation la distinction pourrait devenir difficile si l'on n'avait les commémoratifs.

3° *Exanthèmes sudoraux.* — Ces exanthèmes sont fréquents chez les enfants et peuvent revêtir les formes les plus variées, on les distinguera de la suette rubéolique par l'absence de fièvre et des phénomènes généraux quand ces exanthèmes sont simples, par l'ensemble des symptomes concomitants quand ils se développent au cours d'une maladie aiguë.

4° *Les éruptions artificielles* produites par le thapsia, l'huile de croton, etc., seront facilement éliminées par les anamnestiques.

Traitement.

Il ne présente rien de spécial.

Dans les formes simples, la suette rubéolique guérit sans médication, les prescriptions hygiéniques générales et la médication symptomatique doivent être seules employées.

Dans les formes graves le traitement ne diffère pas de celui de la suette franche.

Enfin on devra prendre dans les foyers où règne la suette rubéolique les mêmes mesures prophylactiques que là où règne la suette classique, c'est-à-dire isoler les malades quand cela sera possible et procéder à la désinfection des habitations et des objets qui ont été en contact avec les malades.

CHAPITRE II

Suette et rougeole dans les épidémies antérieures.

La forme rubéolique de la suette miliaire que nous venons de décrire n'est pas une maladie nouvelle, elle ne paraît même pas avoir été une forme propre à l'épidémie de 1887. Dans beaucoup d'épidémies dont nous avons lu les relations, on trouve signalées la coexistence de la rougeole et de la suette, l'influence de ces deux maladies l'une sur l'autre, et beaucoup d'auteurs ont décrit, à côté des formes classiques, des affections éruptives bizarres, sur la nature desquelles ils ne se prononcent pas, mais qui ressemblent singulièrement à nos suettes rubéoliques. Les dossiers de l'Académie de médecine sont riches en mémoires sur les épidémies de suette miliaire, nous les avons tous dépouillés avec soin, et c'est à l'exposé des faits que nous y avons rencontrés que nous consacrerons ce chapitre.

Dans un précédent travail fait avec le Dr Thoinot (1) où nous avons résumé l'histoire et la distribution géographique des principales épidémies de suette qui ont régné en France depuis 1821, nous avons déjà attiré l'attention

(1) L. H. THOINOT et HONTANG. Géographie médicale de la suette miliaire en France depuis 1821. (Soc. de méd. publique et d'hygiène profess. 26 octobre 1887, in *Rev. d'hygiène*, nov. 1887.)

sur celles où la coexistence de la suette et de la rougeole avait été notée. Nous ne reviendrons pas sur ces faits généraux qui seraient ici en dehors de notre cadre, nous voulons simplement jeter un coup d'œil sur ces épidémies de suette mêlée de rougeole afin de bien montrer que ce que nous décrivons avait été vu par d'autres que par nous, que ce n'est pas le désir de créer une maladie nouvelle qui nous a poussé à décrire la suette rubéolique, que notre but au contraire a été de chercher à classer à leur place véritable des faits restés mal interprétés quoique bien observés et bien décrits par nos devanciers.

Epidémie de la Vienne en 1845. — Les documents sur cette épidémie sont précieux par la netteté des faits qu'ils renferment. Dans un mémoire inédit de Grisolle (1) nous avons trouvé une étude remarquable du développement et de l'évolution de cette épidémie apparaissant à Poitiers à la suite d'une série d'éruptions étranges mal interprétées d'abord et qui plus tard furent rattachées à la suette. Nous citerons longuement les passages de ce mémoire ainsi que ceux d'autres rapports car ils sont pour ainsi dire la reproduction fidèle de ce que nous avons observé en 1887.

Lorsque la suette éclate en 1845 à Poitiers, elle n'avait jamais encore régné épidémiquement dans la contrée, mais elle n'y était pas tout à fait inconnue. « Depuis 7 à 8 ans et surtout depuis 4 ans on en avait observé un certain nombre d'exemples, mais beaucoup de ces faits sont passés inaperçus, le caractère de la maladie ayant été méconnu, car le plus souvent on croyait avoir affaire à des cas de rougeole ou de scarlatine simple ou anomale.

(1) Second rapport sur l'épidémie de suette miliaire qui a régné à Poitiers et dans les environs en 1845. (*Acad. de méd. Dossiers des épid. pour* 1845.)

Cependant outre qu'on n'observait pas alors les symptômes concomitants de ces affections, il existait en même temps quelques-uns des caractères propres à la suette ; ce qu'il y avait de plus remarquable c'était la marche rapide de ces maladies et leur terminaison aussi funeste qu'elle était imprévue. On cherchait alors à expliquer la catastrophe par un refroidissement ou par une imprudence quelconque, accusation qui le plus souvent était mal fondée. M. Orillard témoin d'un cas pareil il y a plus de 3 ans avait parfaitement saisi le caractère de la maladie et, rendant compte à la Société de médecine de Poitiers de cette observation, il insistait avec raison pour que, vis à vis du public, on conservât à ces faits qui tendaient à se multiplier le nom de rougeole ou de scarlatine, mais les médecins ne devaient pas se dissimuler qu'ils étaient en présence d'une affection nouvelle : la suette miliaire. Plusieurs confrères confirmèrent l'opinion de cet habile médecin. Depuis cette communication plusieurs autres cas semblables se présentèrent à Poitiers, et si quelques doutes existaient encore, ils ne tardèrent pas à disparaitre, à l'occasion de deux cas de suette franche qui à la fin de février 1845 emportèrent rapidement deux sœurs habitant le quartier du marché. »

Au milieu de ces fièvres éruptives qui n'étaient, on le voit, que des suettes, il existait à Poitiers et dans sa banlieue des rougeoles, des scarlatines et un grand nombre d'éruptions cutanées fort complexes où se trouvaient réunies plusieurs formes élémentaires (exanthèmes, vésicules, papules), de manière à ne pouvoir être facilement classées dans les cadres nosologiques. En même temps on remarquait que les phénomènes généraux qui accompagnent les fièvres éruptives tendaient à s'effacer et même manquaient complètement. Comparant cette épidémie à celle de la Dordogne décrite par Parrot, Grisolle fait observer que la suette a été précédée dans la Dordogne comme à Poitiers de fièvres éruptives à caractères mal déterminés où la mort arrivait souvent d'une façon imprévue, et qui n'étaient probablement que des suettes méconnues.

Dans la communication d'Orillard (1) à la Société de médecine de Poitiers les faits sont encore plus nets. Il insiste sur les signes qui devaient faire prévoir aux médecins que Poitiers serait le théâtre d'une épidémie de suette, car ces signes s'y reproduisirent dans le même ordre que dans les départements qui furent ultérieurement atteints par la suette.

« Depuis quelques années on observait à des distances assez éloignées et au milieu de scarlatines et de rougeoles nombreuses et bénignes certains cas que l'on désignait encore sous le nom de scarlatines et de rougeoles mais qui offraient pour différences essentielles : 1° l'absence des symptômes pathognomoniques et concomitants de ces éruptions quand elles sont normales ; 2° une forme toute spéciale de l'éruption ; 3° enfin une terminaison fâcheuse non moins rapide qu'imprévue. Dans ces affections, on retrouvait bien d'abord les formes de l'exanthème, mais le plus souvent on en cherchait en vain le coryza, le larmoiement et la bronchite de la rougeole ainsi que l'angine de la scarlatine; lors même que ces derniers se rencontraient l'éruption ne tardait pas à revêtir un caractère insolite : la peau devenait granuleuse et le toucher donnait la sensation qu'éprouve la main promenée sur la peau de chagrin, l'œil reconnaissait sans peine des élevures rouges ou blanches tantôt solides, tantôt vésiculeuses ou pustuleuses, miliaires d'abord puis offrant un développement plus ou moins considérable. »

(1) ORILLARD. *Bulletin de la Soc. méd. de Poitiers*, 1846, n° 11.

Ces maladies en apparence bénignes se terminaient souvent par l'apparition de phénomènes graves amenant une mort rapide, ce n'était pas là la marche habituelle de la rougeole et de la scarlatine même dans leurs formes malignes et compliquées.

Trois ans auparavant, Orillard avait rapporté à la Société médicale de Poitiers l'observation d'un cas de suette classique prise au début pour une rougeole, d'accord avec ses confrères qui virent le malade, il avait reconnu qu'il ne s'agissait pas là d'un exanthème simple, et du reste la mort rapide du malade vint lui donner raison. Il y a là autre chose, disait-il, qu'une fièvre éruptive dite rougeole ou scarlatine, et lorsqu'on lui objectait que l'intensité de la maladie ou les imprudences du malade pouvaient expliquer les décès aussi rapides, il rappelait avec raison combien depuis quelques années ces faits s'étaient multipliés, que les rougeoles et les scarlatines existaient depuis bien longtemps affectant souvent des sujets indociles, et que, malgré leurs imprudences, l'on n'avait pas à déplorer de semblables résultats. Il appelait l'attention sur le cachet tout particulier du mode d'éruption dans ces cas et sur la gravité de ces maladies récemment observées.

« Etaient-ce des complications graves d'exanthèmes ordinaires, ou plutôt devait-on reconnaître là une éruption toute spéciale ? à l'avenir était réservée la solution de cette importante question. Évidemment nous étions menacés d'une épidémie, cette fâcheuse prévision prenait chaque jour une nouvelle force en présence de nombreux sinistres, le danger de la maladie était bien connu, son nom seul était ignoré du public. »

Pendant les premiers mois de 1845 les formes de la maladie restèrent indécises puis apparurent des cas de suette franche semblables à ceux qu'on avait observés dans la Dordogne et dans la Charente. La scarlatine et la rougeole persistèrent pendant l'épidémie atteignant surtout les enfants, elles furent ordinairement bénignes, mais les cas qui se montrèrent chez les adultes furent souvent graves et on les vit quelquefois se compliquer de sueurs abondantes, d'éruptions miliaires et de graves désordres de l'innervation.

La fin de l'épidémie paraît avoir été marquée par l'apparition de cas semblables à ceux du début; la suette ne régnait plus épidémiquement à Poitiers vers la fin de l'année 1845, mais on en observait encore quelques cas. Tantôt l'éruption miliaire compliquait la rougeole, tantôt elle se développait isolément, elle était en général bénigne. Un grand nombre de rougeoles réapparurent en même temps, presque tous les enfants et un grand nombre d'adultes furent atteints, les individus ayant eu déjà la rougeole n'étaient pas épargnés. Dans ces rougeoles comme dans celles qui régnèrent pendant l'épidémie de suette, l'éruption se montra parfois sous forme boutonneuse et fut accompagnée de granulations papulo-vésiculeuses, il y eut aussi des troubles notables vers les centres nerveux et les organes de la circulation.

Orillard cite comme exemple de ces rougeoles l'histoire d'une famille où existaient 4 enfants. L'un d'eux y apporte la rougeole contractée à l'école et fait une rougeole boutonneuse classique, 15 jours après, le frère de cet enfant fait une éruption analogue sans gravité; restaient deux petites filles de 6 ans et de 3 ans qui furent atteintes de rougeole et de miliaire réunies, mais l'ordre d'apparition ne fut pas le même.

« Chez Mlle M... l'aînée, on observa d'abord du larmoiement, coryza, toux, fièvre, puis le lendemain les plaques bien caractérisées de la rougeole. Le 3e jour après le développement des premiers symptômes, l'enfant présenta un affaiblissement notable, la fièvre prit une nouvelle intensité, le corps se couvrit d'une sueur abondante et quelques heures après on vit apparaître sur le front, puis les avant-bras et enfin sur toute la surface du corps de nombreuses vésicules. Le pouls était fréquent et petit, par moment il échappait au doigt et la respiration se suspendait pendant quelques secondes. La chaleur de la peau éprouvait de notables variations tantôt élevée, tantôt remplacée par le refroidissement, des exacerbations se manifestaient le soir et avec une certaine régularité. C'étaient bien là les symptômes que nous avions observés dans la maladie épidémique, et pendant 48 heures l'état de l'enfant nous inspira de vives inquiétudes.

Nous étions encore bien près de l'épidémie et nous savions ce que valaient ces phénomènes spasmodiques. Néanmoins on fut assez heureux pour voir s'établir l'amélioration, la fièvre céda, les premières vésicules entrèrent en dessiccation, la respiration devint régulière et la toux réapparut avec une certaine intensité. L'épiderme se détacha par larges et nombreuses écailles; pendant plusieurs semaines l'enfant conserva une grande pâleur et une exaltation insolite de la sensibilité.

Il y avait environ 10 jours que Mlle M... était malade lorsque Mlle S... sa sœur offrit les symptômes suivants: après avoir présenté un léger mouvement fébrile et une grande pâleur pendant une journée entière elle fut prise d'une transpiration très abondante et d'un accablement profond. 36 heures après l'apparition de ces premiers phénomènes de nombreuses vésicules se développèrent sur le front, le cou, la poitrine et les membres. Pendant 2 jours la sueur et la fièvre se maintinrent au même degré, puis au 4e jour de la maladie la toux et le larmoiement se manifestèrent et dès le lendemain de nombreuses plaques de rougeole se développèrent. La miliaire arriva promptement à desquamation et la rougeole parcourut rapidement ses périodes. Chez ce dernier enfant les symptômes présentèrent beaucoup moins de gravité que chez sa sœur. »

Nous avons trouvé dans un mémoire de Loreau (1) une exposition du début de cette épidémie de 1845 qui montre bien que tous les médecins, à l'exemple d'Orillard, avaient reconnu qu'il existait des relations assez étroites entre la suette miliaire et les fièvres éruptives qui l'avaient précédée. D'après cet auteur l'apparition de la suette avait été précédée à Poitiers de fièvres typhoïdes et d'une scarlatine spéciale qu'il appela *scarlatine miliaire,* cette maladie tuait souvent en quelques jours, parfois en quelques heures, et s'accompagnait d'une éruption miliaire très fine donnant à la peau un aspect chagriné, le plus souvent confluente sur les côtés du cou, la poitrine et le bas-ventre. Entre la terminaison de cette épidémie et l'apparition des premiers cas de suette, il n'y eut pas de limite bien précise et la première donnait encore signe de vie que déjà la seconde avait pris naissance. C'est ce qui faisait dire à Loreau : « la scarlatine miliaire est la sœur aînée de notre suette actuelle, et si d'abord on les a considérées comme étrangères l'une à l'autre malgré leur air de famille, c'est qu'on se préoccupait trop de leur costume ».

Après la suette se développa la rougeole qui frappa presque exclusivement les enfants qui avaient été épargnés par la suette.

Résumant la marche de l'épidémie Loreau conclut : « la chaîne a eu trois anneaux, ou si l'on veut l'épidémie a eu trois filles qui nous ont visités à tour de rôle mais en se tenant par la main :

(1) Loreau. Simples causeries sur une grave question de la suette miliaire considérée d'une manière générale. In *Poitou médical.* Suette miliaire. Octobre-novembre 1887.

1° La scarlatine pour tous depuis l'enfant jusqu'au vieillard.

2° La suette pour les adultes.

3° La rougeole pour les enfants. »

Ainsi donc l'épidémie de 1845 a été précédée pendant plusieurs années de nombreuses scarlatines et rougeoles d'abord franches puis revêtant un caractère étrange qui étonne les observateurs, mais dans lesquelles les esprits judicieux voient un présage annonçant l'apparition prochaine de la suette. La suette éclate, et dès lors tout le monde comprend que ces éruptions anormales, se déguisant sous le masque de la rougeole et de la scarlatine, doivent lui être rapportées. Ces formes évoluent parallèlement à la suette franche pendant toute la durée de l'épidémie, et lorsque la suette entre en décroissance, elles redeviennent plus nombreuses pour perdre elles-mêmes leurs caractères et faire place aux fièvres éruptives normales.

Épidémie de Seine-et-Marne en 1839. — Les maladies prédominantes pendant l'hiver qui précède l'apparition de la suette étaient encore la rougeole, la scarlatine et les affections catarrhales. Dans leur description symptomatique les auteurs (1) signalent la rougeur de la face et l'injection des yeux, qui jointes aux caractères de l'éruption miliaire rouge, donnaient parfois à la maladie l'apparence de la rougeole, mais la surface cutanée présentait toujours les caractères de la peau de chagrin et à la loupe on distinguait un semis vésiculaire. Nul doute que dans ces cas une observation superficielle aurait fait rattacher ces formes à la rougeole.

(1) Barthez, G. de Mussy, Landouzy. Histoire de l'épid. de S. mil. de l'arrondissement de Coulommiers en 1839. *Gazette médicale* 1853.

Épidémie de la Dordogne en 1841. — C'est l'étude du mode de début et de l'évolution de cette épidémie qui permit à Orillard et aux médecins de Poitiers de prévoir que la suette allait apparaître dans leur contrée en 1845. Nous retrouverons donc ici des faits analogues à ceux déjà rapportés. La rougeole et la scarlatine régnaient depuis deux ans dans la Dordogne, et lorsque la suette apparut, elle ne se montra pas d'abord avec ses caractères tranchés, elle semblait à ce moment subir l'influence de la rougeole. « Tout à coup, dit Parrot (1), à la suite d'un orage, le vendredi 7 mai, il se manifesta une maladie bien différente par sa nature, bien différente aussi par ses résultats, de la rougeole qui régnait alors, mais difficile à reconnaître dès les premiers moments de son apparition, tant elle ressemblait à son début, tant elle était, il faut bien le dire, sous la dépendance de la maladie qu'elle venait si singulièrement et si brusquement remplacer. Ce n'était plus la même fièvre, ce n'était plus le même pouls, ni la même éruption, ni la même marche, et cependant il y avait dans cette nouvelle physionomie de symptômes un air de parenté qui faisait douter, une ressemblance de famille qui jetait dans l'étonnement, un abâtardissement de phénomènes qui embarrassait et défiait les classifications. Les rougeoles se modifièrent tout à coup. Aux symptômes précurseurs de l'éruption vinrent s'en ajouter d'étrangers à cette affection, tandis que d'autres qui lui sont particuliers disparurent de la façon la plus imprévue. Quelques jours auparavant les malades étaient pris au début de frisson, de toux, de larmoiement, de coryza, de tous les symptômes, en un mot, qui précèdent la rougeole ordinaire, lorsque tout à coup ces signes

(1) Parrot. Histoire de l'épid. de Suette mil. qui a régné en 1841 dans le département de la Dordogne. *Mémoires de l'Acad. de méd.* t. 10.

manquèrent ; chez les uns le larmoiement, chez les autres le coryza, chez tous, chose remarquable, le frisson. Quelques-uns cependant gardèrent une rougeole sans mélange, quelques autres aussi eurent une miliaire presque indépendante de la première affection. »

Dans l'arrondissement de Nontron, Monfrange (1) rapporte que l'épidémie a reçu dans le principe le nom de rougeole et plus tard celui de suette miliaire ; elle a commencé par la rougeole, un mois après on observait quelques suettes miliaires ; enfin la rougeole a presque disparu et la suette a dominé.

Dans la rougeole l'éruption était constituée dans la moitié des cas par une éruption miliaire en plaques franchement rouges, dans l'autre moitié par une éruption vésiculaire moins rouge. Ces éruptions ont commencé par la face. A part quelques exceptions, la rougeole n'a attaqué que les enfants.

La suette offrit deux caractères principaux : des sueurs très abondantes et une éruption commençant par la poitrine, respectant la face. Elle n'a guère attaqué que les adultes.

Il est probable, d'après cette description, que dans cette épidémie, comme dans beaucoup d'autres, la suette a sévi sur les adultes dans sa forme franche, tandis qu'elle a revêtu la forme rubéolique chez les enfants.

L'épidémie de 1841, qui est une des plus étendues que nous connaissions, ne resta pas localisée à la Dordogne, elle envahit les départements limitrophes, et elle paraît s'être surtout manifestée à la périphérie sous ses formes atténuées. C'est ainsi que dans la Charente (2), on signala

(1) MONFRANGE. Mémoire inédit *Acad. de médecine. Dossiers des épidémies pour* 1841.

(2) BRUN, TOURETTE et GIGON. Rapport sur l'épid. de la Charente. *Acad. de médecine. Dossiers des épidémies pour* 1841.

à côté des formes habituelles de la suette un grand nombre de cas où il n'apparut aucune espèce de vésicules et où toute l'éruption fut constituée par de petites taches rouges fort nombreuses séparées par des intervalles de peau saine et ayant une grande analogie avec les taches de scarlatine. Dans les cas les plus fréquents il y eut une association de toutes les formes éruptives.

Quelques cas se montrèrent aussi à Bordeaux (1), les premiers sous forme de miliaire légère qui furent probablement confondus avec d'autres fièvres exanthématiques qui régnaient en même temps, la rougeole et la scarlatine « qui se terminèrent fréquemment par la suette ». Tous ces cas furent très bénins.

Trois épidémies locales de suette et rougeole en Seine-et-Oise — 1852 — 1861 — 1862. — Le département de Seine-et-Oise peut être rangé parmi les départements préférés de la suette. On le voit figurer dans deux grandes épidémies générales, celle de 1821 et celle de 1849. A partir de ce moment on n'y signale plus d'épidémie meurtrière, mais il s'y manifeste trois épidémies locales qui sont pour nous du plus grand intérêt; d'abord parce qu'on y rencontre la combinaison de la suette et de la rougeole, parce que ces épidémies locales viennent constituer comme un témoignage que la maladie existe encore dans la contrée, se développant maintenant sous une forme atténuée un peu différente de ce qu'elle a été précédemment, parce qu'enfin elles sont suivies à vingt ans de distance par une épidémie de suette franche qui éclate en 1881 à Flins et Aubergenville. Elles repré-

(1) Chabrely. Un mot sur la suette miliaire et les affections auxquelles elle ressemble *Gazette médicale* 1841.

sentent pour ainsi dire une ébauche de suette épidémique qui n'arrive pas à parfaite éclosion, et qui ne se révèle avec tous ses caractères classiques qu'en 1881.

De ces trois épidémies la première régna à Viroflay (1) (arrond. de Versailles) en 1852, elle atteignit 90 enfants sur lesquels on compta seulement 7 décès. La maladie présenta les caractères de la rougeole unis à ceux de la suette. Les prodromes étaient ceux de la rougeole, larmoiement, coryza, toux, fièvre, puis apparaissait l'éruption rubéolique ; la suette miliaire se manifestait par l'éruption miliaire qui remplissait les espaces laissés entre les plaques de la rougeole et par des sueurs souvent excessives. Il y eut souvent des complications très graves du côté du cerveau et des organes respiratoires ou digestifs. Cette épidémie se développa avec une grande rapidité ; sur 75 enfants fréquentant l'école communale 5 ou 6 seulement furent épargnés ; il n'y eut que six cas parmi les adultes. Vers la fin de l'épidémie il se montra quelques cas de rougeole bénigne sans complication de suette.

En 1861, la commune des Alluets-le-Roi (2) (arrond. de Versailles) fut le théâtre d'une épidémie analogue.

Dans une première phase, la maladie n'atteignit que les enfants sous forme de rougeole bénigne et présentant tous les symptômes classiques de cette affection. Plus tard elle se montra chez les adultes et prit alors une gravité et une violence remarquables ; elle revêtait alors les

(1) LEMAZURIER. Rapport sur l'épidémie de suette et rougeole qui régna à Viroflay (S.-et-O.) en octobre et novembre 1852 *Acad. de médecine. Dossiers des épidémies.*

(2) GODARD, LOUIS PINARD et LEMAZURIER. Rapport sur l'épidémie des Alluets-le-Roi (S.-et-O.), 1861. *Acad. de médecine. Dossiers des épidémies.*

caractères de la suette miliaire environ dans les trois quarts des cas. Au mois de mars, trois mois après le début de l'épidémie, la rougeole avait disparu, la suette existait seule. A la fin de son travail, le rapporteur rappelle que ce genre d'épidémie n'est pas très rare en Seine-et-Oise, et il cite l'épidémie de Viroflay de 1852.

La 3e épidémie de Seine-et-Oise a régné à Rueil (arrond. de Versailles), le Dr Chairou s'en est fait l'historien dans un intéressant mémoire envoyé à l'Académie, où il décrit minutieusement la symptomatologie de la maladie qu'il a observée. C'est encore sur les enfants que l'épidémie règne de préférence (500 cas environ). Quelques adultes furent pris seulement vers la fin.

Les prodromes qui duraient de un à cinq jours, consistaient dans les catarrhes habituels de la rougeole, et s'accompagnaient souvent d'une dyspnée qui n'était pas en rapport avec les signes physiques observés dans la poitrine. L'éruption débutait par le visage sous forme de plaques rouges très abondantes, irrégulières, elle s'accompagnait de sueurs profuses. « Au moment où l'éruption de la rougeole était dans toute sa violence, du 2e au 5e jour de l'éruption où les sueurs baignaient constamment le corps du malade, on voyait apparaître, d'abord sur les faces latérales du cou, puis ensuite au front, sur le visage, sur le tronc et les membres, un piqueté plus ou moins abondant présentant de petites saillies formées par des vésicules blanchâtres semblant remplies de sérosité. Au fur et à mesure que l'éruption de rougeole pâlissait une éruption nouvelle semblait la remplacer, formée

(1) CHAIROU. Rapp. sur une épid. de rougeole et suette mil. qui a régné à Rueil (S.-et-O.) pendant l'année 1862 et qui a sévi exclusivement sur les enfants. *Acad. de médecine. Dossiers des épidémies.*

par des vésicules faisant saillie sous le doigt, peu visibles à l'œil nu, mais au contraire très apparentes à l'aide d'une forte loupe.

Ces vésicules contenant un liquide trouble étaient entourées d'une auréole d'un rouge vineux dont tantôt les bords se confondaient avec ceux des vésicules voisines, tantôt étaient isolés de manière à former des plaques proéminentes au-dessus du niveau de la peau. Celles-ci étaient plus fréquentes sur le front, le visage et les faces latérales du cou. La forme agglomérée au contraire, était plus fréquente sur le tronc et les membres. Cette nouvelle éruption de suette miliaire, peu considérable au début, augmentait souvent en quelques heures, quelquefois en quelques jours. La peau, très chaude d'ailleurs, produisait au toucher une sensation spéciale rappelant un peu celle produite par une peau de requin. La desquamation apparaissait 4 jours après l'éruption de la rougeole et 2 ou 3 jours après celle de la suette. Elle se faisait par plaques furfuracées, peu abondantes d'abord, isolées entre elles, plus abondantes à la figure que sur le corps, et d'autant plus abondantes que la peau acquérait plus de sécheresse. Quand l'éruption de suette avait été plus considérable, les écailles se réunissaient et se recouvraient comme des écailles de poisson (desquamation bien différente de celle de la rougeole). La durée de la desquamation était de 8 jours, parfois bien davantage, la peau était rugueuse, donnait la sensation de la peau de chagrin. »

En général tous les enfants d'un même ménage étaient frappés dans l'espace de 48 heures à quatre jours au plus. Arrivé au moment de se prononcer sur la nature de cette épidémie, le Dr Chairou reste dans le doute. Il rappelle simplement les épidémies analogues qui ont régné dans le département, et cite les conclusions du rapport de Lemazurier.

Les descriptions de ces trois épidémies se rapportent assez bien à la suette rubéolique ; il faut cependant reconnaître qu'il existe une grande ressemblance entre les faits rapportés par Chairou et les rougeoles compliquées de miliaire décrites par le Dr Chedevergne (1) dans l'épidémie de Poitiers en 1887 ; les deux formes éruptives, leur ordre d'apparition et de succession, leur évolution un peu indépendante l'une de l'autre sont à peu près semblables. Quelques points cependant nous paraissent suffisants pour caractériser l'épidémie de Rueil et la distinguer de la rougeole. La brièveté des prodromes qui ne duraient parfois qu'un jour, l'apparition constante de l'éruption miliaire sont des caractères de la suette rubéolique. Cette éruption n'apparaissait que deux à trois jours après l'éruption rubéolique, mais nous savons combien la miliaire est souvent difficile à reconnaître les premiers jours de l'éruption et que pour la découvrir il faut la chercher à ses points d'élection, à la face, aux poignets, à la région lombaire, on trouve alors qu'elle est contemporaine de l'exanthème morbilleux. L'existence de la dyspnée sans lésions thoraciques constatée dans les prodromes, l'apparition des sueurs profuses dès le début de l'éruption, montrent que les malades étaient déjà sous le coup de la suette avant l'apparition de l'éruption miliaire. Enfin nous trouvons un dernier argument dans le passage où le Dr Chairou dit que tous les enfants d'un même ménage étaient frappés dans l'espace de 48 heures à quatre jours au plus.

Est-ce là ce qu'on est habitué à voir dans la rougeole ? Non. Ou bien les enfants d'un même ménage auraient tous été infectés à une même source et ils auraient commencé leur maladie en même temps, ou bien ils se seraient

(1) CHEDEVERGNE. Épidémie de rougeole de Poitiers en 1887. *Loco citato.*

infectés l'un l'autre, et alors l'apparition de la maladie aurait été retardée chez les derniers contaminés, car nous savons que l'éruption de la rougeole se manifeste le 14e jour qui suit le contact de l'individu sain avec l'individu malade.

Pour toutes ces raisons il nous semble que la plupart des cas de ces épidémies de Seine-et-Oise doivent être rapportés à la suette rubéolique.

ÉPIDÉMIE DE ROUGEOLE ET SUETTE MILIAIRE A DRAGUIGNAN EN 1858. — Les deux maladies ont régné simultanément. Le Dr Bouyer(1) a décrit ces cas, qu'il compare à ceux observés par Parrot dans l'épidémie de la Dordogne : « Les malades après avoir présenté tous les symptômes réguliers de l'invasion de la rougeole, malaise, coryza, toux, enrouement, injection des conjonctives, quelquefois des nausées et des vomissements, étaient pris au 3e ou 4e jour d'une éruption commençant par la face, le cou, le ventre et s'étendant à toute la périphérie du corps. Tout à coup, et sans autres prodromes précurseurs, la fièvre, le pouls, l'éruption, la rougeole en un mot se modifiait. Tandis que les symptômes rubéoliques semblaient s'effacer, la prostration des forces se faisait complète ; des sueurs abondantes et d'une odeur caractéristique se déclaraient avec une violente céphalalgie, un sentiment très prononcé de constriction à l'épigastre. Au lieu et à la place des taches rubéoliques, c'était une multitude de vésicules mêlées de sudamina et se renouvelant sans cesse avec redoublement dans les sueurs et l'oppression. La fièvre était rémittente, le pouls tantôt souple et étroit, tantôt large et vibrant, accusait des exa-

(1) BOUYER. Rapport sur une épid. de rougeole et suette miliaire observée à Draguignan (Var) en 1858. *Ac. de médecine. Dossiers des épidémies.*

cerbations soudaines ; c'était aussi une vive anxiété précordiale ; tout nous faisait pressentir et redouter des accès pernicieux.

A mesure que les sueurs diminuaient, que la fièvre se calmait, que la constriction épigastrique cédait, on voyait au bout de quelques jours les élevures de la peau se rider, la rougeur pâlir et tous les symptômes miliaires s'atténuer et disparaître ; puis la desquamation s'opérait, mais lentement et la convalescence était longue, pleine de faiblesse. »

ÉPIDÉMIE DE L'OISE EN 1863. — La commune de Lihus (arrondissement de Beauvais) qui en a été le théâtre, possède la suette à l'état endémique ; grave ou bénigne, la maladie ne l'a jamais quittée et s'y manifeste tous les ans. Au commencement de mars 1863 débute une épidémie de rougeole. Dix jours après on constatait le premier cas de suette, puis ces deux affections marchent de pair, isolées ou réunies sur le même individu ; dans ces derniers cas c'était la suette qui prédominait. Le Dr Bordes (1) a fait la description de ces formes mixtes d'après 56 cas bien suivis.

L'incubation passait en général inaperçue ou bien elle était très courte, durant 1 à 2 jours ; la première période ou période d'invasion, était marquée par des sueurs, du boursouflement des paupières avec injection des conjonctives, du coryza, de la toux et de la bronchite, mais ces symptômes n'étaient pas constants, les vomissements étaient rares.

Souvent après deux jours survenait une éruption « trop connue, dit l'auteur, pour qu'il soit utile de la décrire », apparaissant d'abord au front, aux joues, puis se généra-

(1) BORDES. Rapport sur l'épidémie de l'Oise, 1863 *Acad. de médecine. Dossiers des épidémies.*

lisant aux autres parties du corps; on constatait parfois une éruption sur le voile du palais. Au 6e jour l'éruption commençait à pâlir, la santé revenait et la desquamation s'opérait; les forces se faisaient longtemps attendre.

Il a observé un cas de mort rapide en 36 heures avec éruption hémorrhagique sans prodromes; le frère de cette malade mourut dans les mêmes conditions.

Épidémie locale de rougeole et suette miliaire a Upen, commune de Delettes (Pas-de-Calais), 1861 (1). — C'est une épidémie de rougeole compliquée de suette miliaire, régnant principalement sur les adultes. La maladie débutait par de la fièvre, courbature, enchifrènement, injection des conjonctives et de la face; la langue était blanche, rouge à la pointe et sur les bords; des taches apparaissaient sur le voile du palais précédant celles qui sur la peau caractérisaient la rougeole.

Toux fréquente, rauque, sueurs abondantes qui devenaient profuses et s'accompagnaient d'une oppression à l'épigastre, excessivement pénible dans les complications de suette miliaire. Ces sueurs duraient 3 à 4 jours puis diminuaient. L'éruption miliaire résistait à la pression du doigt s'élevant en petites pointes sur une base rouge, elles criblaient la poitrine, le cou, les membres principalement dans le sens de la flexion.

Cette maladie fut apportée à Upen par un ouvrier qui travaillait dans un village voisin, à Dohem, où régnait la rougeole.

Nous avons souvent constaté en 1887 des faits analogues, c'est-à-dire le développement de foyers de suette autour d'un malade venu d'un pays où régnait la suette rubéolique où elle passait pour la rougeole.

(1) Delpouve, de St-Omer. *Acad. de médecine. Dossiers des épidémies*, 1861.

Épidémie des Pyrénées-Orientales, en 1871 (1). — La commune de Toulouges (arrondiss. de Perpignan) fut la plus gravement atteinte. L'épidémie fut précédée par un certain nombre de rougeoles bénignes, lorsque la suette se montre, elle se développe avec une rapidité étonnante, les médecins furent d'abord effrayés de la manifestation d'une maladie éruptive différente de la rougeole. Les caractères de l'éruption avaient changé ; tout à coup la fièvre n'était plus intense, les prodromes, la marche, la terminaison étaient modifiés : la rougeole fut amoindrie et transformée. D'abord bénigne, elle prit un caractère plus sérieux, l'éruption survenant très rapidement dans l'espace de 24 heures et disparaissant aussi très facilement. Chez certains enfants les taches rubéoliques reparaissaient, mais elles étaient plus pâles et des symptômes de congestion pulmonaire ou des complications cérébrales se produisaient alors. Les symptômes précurseurs de la rougeole furent aussi modifiés, la toux, le coryza, le larmoiement furent très réduits, le frisson du début continua à se manifester.

« Le fait que nous venons de signaler, ajoute le Dr Bocamy, est très intéressant et ne s'observe que très rarement. En effet on a pu voir à Toulouges deux épidémies régner en même temps l'une chez les enfants et l'autre chez les adultes. Il est vrai que cette persistance des deux épidémies n'a pas eu une longue durée et que la suette a bientôt effacé la rougeole après l'avoir modifiée d'abord dans ses caractères principaux. »

Telles sont les épidémies principales où nous avons trouvé signalés les rapports de la rougeole et de la suette et à propos desquelles les observateurs ont donné des dé-

(1) Bocamy. Rapport sur l'épidémie de suette miliaire de la commune de Toulouges (Pyrénées-Orientales). *Acad. de médecine, Dossiers des épidémies.*

tails circonstanciés sur l'évolution de ces deux affections. La coexistence des deux maladies a encore été indiquée dans d'autres épidémies que nous nous contenterons d'énumérer.

1857. Indre-et-Loire, à la Chapelle-sur-Loire et Rochecorbon.

1857. Saône-et-Loire, arrondissement de Louhans.

1858. Vienne, arrondissement de Loudun.

1861. Dordogne, arrondissement de Nontron.

1861. Aude, arrondissement de Castelnaudary.

1867. Lot-et-Garonne, arrondissement d'Agen.

1867. Somme, arrondissement de Doullens.

1868. Indre-et Loire, à Savonnières.

1869. Gard, arrondissement de Nîmes à Clavisson.

1880. Ile d'Oléron.

Malheureusement les détails font défaut sur ces dernières épidémies, mais tous ces faits nous paraissent assez nombreux pour permettre d'établir dès à présent que les épidémies dans lesquelles on a cru reconnaître des rapports entre la rougeole et la suette ne sont pas rares. Dans ces épidémies, les observateurs ont presque toujours décrit des formes intermédiaires entre les deux maladies, la nature de ces formes n'a jamais été exactement déterminée, on les a le plus souvent considérées comme des rougeoles anormales; dans quelques cas cependant elles ont été nettement différenciées de la rougeole et rattachées à la suette. Parrot pour l'épidémie de 1841, Grisolle et Orillard pour celle de 1845, avaient dès le début saisi les caractères de ces nouvelles fièvres éruptives qui apparaissaient à côté des rougeoles normales, et ils avaient vu clairement qu'elles ne représentaient qu'une manière d'être de la suette qui devait éclater plus tard.

CHAPITRE III

Rougeole, suette et suette rubéolique pendant l'épidémie de 1887.

Après cette longue révision des épidémies antérieures, il nous reste à retracer l'histoire de l'épidémie de 1887. A beaucoup d'égards elle se rapproche de l'épidémie de la Dordogne de 1841 et de celle de la Vienne de 1845. Depuis cette dernière époque la suette paraissait avoir quitté ces contrées, si bien que beaucoup de médecins exerçant déjà depuis longtemps dans le pays, interrogés à ce sujet, nous avouèrent n'en avoir jamais rencontré, quelques-uns cependant n'étaient pas sans en avoir observé des cas isolés de loin en loin, mais jamais d'épidémie véritable.

Lorsque la mission arriva à Montmorillon le 10 juin 1887, les rapports officiels annonçaient que la suette avait éclaté dans l'arrondissement le 16 mars 1887 à Sillards (canton de Lussac) où régnait depuis un mois environ une épidémie de rougeole. Le premier cas de rougeole était apparu dans le canton de Lussac le 4 décembre 1886 dans la commune de Civaux où il avait été apporté par un enfant venant du collège de Poitiers.

Lussac fut ensuite atteint le 21 janvier 1887, la rougeole y était encore importée de Poitiers par la fille du chef de gare; puis d'autres cas se manifestèrent, ils paraissaient venir de Civaux où l'épidémie était alors à son summum. Peu à peu toutes les communes du canton furent envahies par l'épidémie, Sillards fut atteint le 13 février, la maladie y fut portée par un jeune homme qui était allé tirer au sort à Lussac.

C'est au milieu de cette épidémie de rougeole, presque exclusivement infantile, qu'apparurent les premiers cas de suette miliaire chez les adultes, d'abord à Sillards, puis dans les communes voisines, Bouresse, Persac, Gouex, etc., tout l'arrondissement de Montmorillon fut bientôt envahi et l'épidémie dépassa ses limites sur quelques points.

Le premier soin de la mission fut de contrôler ces renseignements et de chercher à se rendre un compte exact de la nature de l'épidémie et de son étendue.

Ces investigations établirent que la suette miliaire existait bien comme on l'avait annoncé dans tout l'arrondissement de Montmorillon, qu'elle avait envahi à l'est le département de l'Indre dans la partie de l'arrondissement du Blanc qui confine à la Vienne, et qu'un foyer s'était de même formé plus récemment au sud dans la Haute-Vienne, à Bussière-Poitevine et ses environs (canton de Bellac).

A la périphérie de ces foyers, on signalait l'existence d'une épidémie de rougeole dans l'arrondissement de Civray (Vienne), celui de Confolens (Charente) et celui de Bellac (Haute-Vienne).

Notre attention ayant été attirée par l'épidémie de rougeole qui avait précédé l'apparition de la suette dans le canton de Lussac et dans tout l'arrondissement de Montmorillon, nous résolûmes d'étudier de près cette rougeole et de chercher à déterminer s'il existait quelques rapports entre ces deux épidémies qui semblaient évoluer parallèlement dans ces régions.

Cette épidémie de rougeole si étendue, véritable épidémie régionale, paraît avoir eu son point de départ à

ÉPIDÉMIE DE 1887

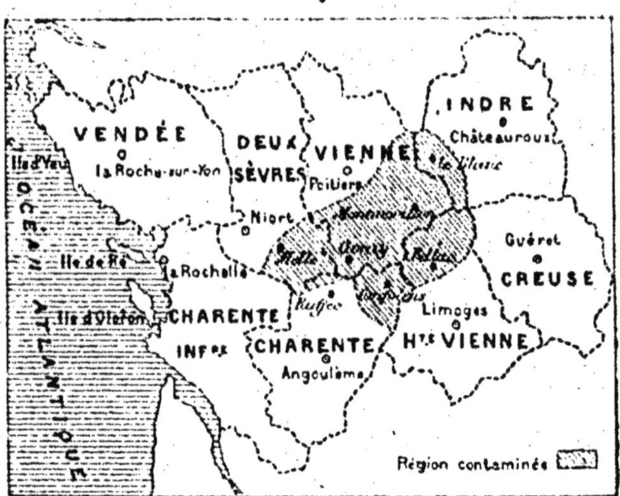

RÉGION CONTAMINÉE

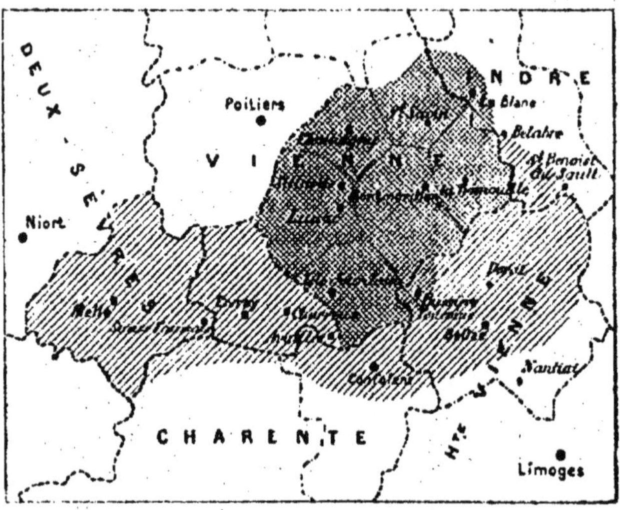

La partie quadrillée indique la région atteinte de *suette franche*.
La partie grisée, la région atteinte par la *suette rubéolique*.

Poitiers vers la fin de 1886. Le premier cas a paru dans cette ville le 13 octobre 1886 chez un enfant de treize ans arrivé le 5 octobre de Ruffec (Charente), où il avait sans doute contracté la rougeole auprès de ses deux frères qui en étaient atteints. A partir de ce moment jusqu'au milieu de juillet 1887 un grand nombre de rougeoles furent observées à Poitiers. M. le Dr Chedevergne (1), a résumé dans un mémoire que nous avons déjà eu l'occasion de citer, les traits principaux de cette épidémie et les diverses phases par lesquelles elle a passé. Dans une première période on n'observa que des rougeoles franches, bénignes ou graves, mais à partir du mois d'avril on vit apparaitre dans un dixième des cas une éruption de miliaire qui vint compliquer l'exanthème rubéolique. Cette complication que M. Chedevergne appelle suette secondaire, il la considère « comme une ébauche de suette ou comme un acheminement vers la suette vraie. C'est une graine d'où elle peut se dégager si rien ne vient entraver sa germination ».

Au commencement de janvier, la rougeole atteignit la garnison de Poitiers, elle s'accompagna de scarlatine et souvent les deux exanthèmes se réunirent sur le même malade, quelques-uns présentèrent aussi des éruptions miliaires. Le Dr Roland (2) qui a rapporté plusieurs observations de ces *rougeoles scarlatiniformes* dit qu'elles pouvaient souvent laisser des doutes dans l'esprit au point de vue de leur interprétation, mais il n'hésite pas, étant donnés les caractères tranchés des cas simples, à y voir simplement une coïncidence rare de deux maladies sur le même sujet. Quoi qu'il en soit, ces rougeoles et scarlatines simples, combinées ou compliquées de miliaire sont

(1) CHEDEVERGNE. *Loco citato.*

(2) ROLAND. La rougeole et les pseudo-suettes à l'Hôtel-Dieu de Poitiers. *Poitou médical*, n° octobre et novembre 1887.

restées telles pendant toute la durée de l'épidémie et les médecins de Poitiers ont déclaré d'un commun accord que la suette miliaire épidémique n'était pas apparue dans leur ville (1).

Nous ne savons si les rougeoles qui ont précédé l'apparition de la suette dans le canton de Lussac et qui venaient de Poitiers, ont présenté les mêmes caractères, les renseignements que nous avons pu recueillir sur leur nature sont malheureusement restés incomplets, toujours est-il que ces rougeoles ont continué à évoluer après l'apparition de la suette et que les deux maladies ont alors présenté parfois des caractères qui permettaient de les confondre. Les Drs Thiaudière et Litardière citent entre autres observations dans leur compte rendu de l'épidémie de Sillards (2) le cas d'une jeune fille âgée de 15 ans qui, après 2 jours de maladie, avait eu du délire toute la nuit, avec une constriction épigastrique très prononcée, et présentait une éruption miliaire avec plaques rubéoliques et des sueurs profuses, elle expirait le soir même à 10 heures.

(1) Nous lisons dans la *Petite France* du 9 juillet 1887 :

« Les médecins des hôpitaux soussignés réunis le 7 juillet sous la présidence de M. le maire, président de la commission administrative des hospices, affirment que depuis le 1er janvier 1887, ils n'ont constaté, ni dans les hôpitaux ni dans leur clientèle, aucun cas de suette miliaire épidémique, et que sur les 15 malades militaires actuellement à l'Hôtel-Dieu, 12 ont été atteints de rougeole bénigne, et 3 de scarlatine sans aucune complication. Ont signé : MM. Robert, Jallet, Chedevergne, Jablonsky, Auché, Pouliot, Autellet, Poisson, Pion, Roland, Berland. » Note reproduite par le *Poitou médical* dans le n° d'août 1887.

Comme on le voit la question des rougeoles de Poitiers est difficile à éclaircir, car c'est après cette protestation qu'ont été décrits ces cas de rougeole compliqués de suette miliaire secondaire à laquelle le Dr Chedevergne accorde une certaine parenté avec la suette primitive.

Pour nous, c'est un point du problème qui reste encore sans solution précise.

(2) THIAUDIÈRE et LITARDIÈRE. Épidémie de Sillards. *Poitou médical.* Suette miliaire, octobre et novembre 1887.

Celui d'un jeune homme de 18 ans que ses parents soignaient pour la rougeole, qu'on avait fait transpirer pendant 4 jours et qui pris d'étouffements mourait rapidement. Les 13 décès d'enfants, disent-ils plus loin, survenus dans la commune de Sillards pendant l'épidémie nous paraissent pour la plupart dus à la suette, mais il est impossible de ne pas en mettre un certain nombre sur le compte de la rougeole. Ce qui semble prouver que la distinction ne devait pas toujours être facile à établir.

A. — Dans les foyers où la suette a régné avec ses caractères classiques. (Arrondissements de Montmorillon, du Blanc et cercle de Bussière-Poitevine), il y avait eu des rougeoles avant l'apparition de la suette, il y en avait encore et nous les retrouvions au milieu de la suette au moment de notre arrivée.

Voyons ce qu'étaient ces rougeoles.

1° *Avant la suette.* — A Montmorillon, l'épidémie de rougeole avait fait un certain nombre de victimes. Du 27 avril au 3 juin, 20 enfants avaient succombé; cette rougeole si meurtrière affectait, nous fût-il dit, des allures singulières, elle enlevait parfois les petits malades en 24 ou 48 heures et le public frappé de ces caractères lui avait donné le nom de *rougeole noire*.

Dans bien des communes que nous visitâmes nous pûmes recueillir des renseignements analogues sur les caractères de cette rougeole prémonitoire de l'épidémie de suette.

A Journet (canton de la Trimouille) avait régné une épidémie de rougeole en 1883, l'institutrice qui avait assisté à cette épidémie et qui avait actuellement encore un grand nombre des enfants de sa classe atteints par la maladie, nous disait que la rougeole actuelle ne ressemblait pas du tout à la rougeole ordinaire, « celle d'aujourd'hui est très mauvaise s'accompagne de vomissements et de beaucoup de sueurs, les boutons ne sont plus les mêmes, c'est une très mauvaise rougeole ». A Quéaux (canton de l'Isle-Jourdain), l'instituteur qui fit l'histoire de la rougeole de son fils disait que « l'éruption avait commencé après des sueurs abondantes, il y avait eu de la fièvre miliaire avec la rougeole, » et beaucoup d'enfants ajoutait-il, avaient eu dans leur rougeole des accidents semblables.

Dans la commune de Saulgé un grand nombre d'enfants étaient atteints d'une rougeole souvent grave que l'on qualifiait de *rougeole noire*.

Dans la plupart des communes on nous retraçait d'une façon à peu près semblable l'histoire de ces rougeoles suspectes qui avaient à juste titre ému l'opinion publique.

Plusieurs médecins de ces localités nous firent part aussi de leurs hésitations en présence de ces cas anormaux qui n'étaient pas de vraies rougeoles, mais qu'ils ne pouvaient non plus ranger dans le cadre de la suette classique. Un certain nombre d'entre eux ont du reste publié quelques-unes de leurs observations et indiqué leur manière de voir sur ce sujet.

Le Dr Guillé (1) a vu apparaître dans le canton de Montmorillon vers la fin du mois d'avril, après des cas de rougeole franche, une maladie nouvelle sur laquelle il appela aussitôt l'attention, et qu'il désigna sous le nom de *suette miliaire scarlatiniforme;* il avait reconnu et bien établi la véritable nature de cette affection. Vers la même époque, se manifestèrent des fièvres éruptives paraissant une combinaison de rougeole, de scarlatine et

(1) GUILLÉ. Notes cliniques sur l'état épidémique de Montmorillon et de son canton, du commencement de mars à la fin de juin 1887. *Poitou médical*, Suette miliaire octobre et novembre 1887.

de suette miliaire et qu'il appelait des *rougeoles miliaires*, les distinguant nettement des rougeoles qui régnaient précédemment et qui continuaient encore. De la description qu'il en donne on peut conclure que ces cas étaient en tout semblables à ceux que nous observâmes en arrivant à Montmorillon et qui étaient des suettes à forme rubéolique.

Le Dr Bernard (1) de Persac dit avoir constaté dans la commune de Gouëx (canton de Lussac) à la date du 21 janvier, c'est à dire bien avant l'apparition de la suette, un cas de rougeole chez un homme de 50 ans où l'*éruption ne fut pas celle de la rougeole ordinaire* et qu'il appela *rougeole anormale*. Tous les enfant de cet homme furent ensuite pris de la rougeole et la maladie présenta chez eux les mêmes caractères anormaux. Dans la commune de Persac (canton de Lussac), la *rougeole anormale*, fit son apparition le 27 mars, frappant indistinctement enfants et adultes ; la suette miliaire lui succéda vers la fin de mai.

Dans le canton de Saint-Savin, la rougeole et la suette ont fait leur apparition à la même époque, dans le courant du mois de mai. Le Dr Pacaud (1) décrivant ces rougeoles dit : « La marche de ces *prétendues rougeoles* a été fort singulière et s'est notablement écartée de la marche ordinaire de cette maladie. Ainsi les caractères anatomiques de l'éruption n'étaient plus les mêmes ; l'éruption était généralement plus foncée et faisait songer au premier aspect, à celle de la scarlatine. Presque cons-

(1) BERNARD. Rapport médical sur l'épidémie de 1887 dans la commune de Persac. *Poitou médical*. Suette miliaire, nos octobre et novembre 1887.

(1) PACAUD. Résumé des observations faites dans la circonscription médicale de St-Savin. *Poitou médical*. Suette miliaire, octobre et novembre 1887.

tamment, dans les trois quarts des cas peut-être, il était facile de constater la présence de vésicules miliaires en plus ou moins grande abondance, la main promenée sur la peau donnait presque toujours la sensation de petits corps grenus. Le catarrhe naso-oculaire et bronchique manquait très souvent, même chez des enfants en bas âge ; les étouffements étaient très fréquents et annonçaient une nouvelle poussée éruptive, ils ressemblaient exactement à ceux qui ont lieu dans la suette. La desquamation qui dans les rougeoles classiques passe le plus souvent inaperçue, ne pouvait échapper à l'œil le moins observateur. Parfois c'étaient des lambeaux d'épiderme qui s'enlevaient et simulaient parfaitement la desquamation de la scarlatine. J'ai observé plusieurs fois dans certains cas de suette cette forme de desquamation ». Cette description paraît calquée sur celle que nous venons de donner de la suette rubéolique.

D'après le rapport du Dr Ponteil (1), la suette a été précédée pendant longtemps dans le canton de l'Isle-Jourdain par des rougeoles qui n'atteignaient en général que les enfants. Peu à peu l'affection s'étendit aux adultes en revêtant un caractère insolite, il n'était pas rare de voir manquer les phénomènes d'invasion, coryza et bronchite, ou s'ils existaient, ils étaient si peu marqués qu'on pouvait ne pas y faire attention. D'un autre côté, l'éruption ressemblait bien peu à celle que l'on observait chez les enfants.

« Il existait, il est vrai, une éruption en plaques, plus ou moins abondante, ressemblant à celle de la rougeole, mais il était aussi facile d'observer sur ces plaques et sur les parties de peau saine des petits boutons roses qui

(1) Ponteil. Étude sur l'épidémie de suette miliaire qui a sévi dans le canton de l'Isle-Jourdain pendant les mois de mai et juin 1887. *Poitou médical*. Suette miliaire, octobre et nov. 1887.

faisaient penser à la suette. C'est qu'en effet les deux affections étaient mêlées et, pour ainsi dire, comme plaquées et superposées d'une façon si intime qu'il aurait été bien difficile de dire dès le début à laquelle des deux affections on avait affaire, si on n'avait pas tenu compte des symptômes généraux ; et encore l'erreur n'était-elle pas toujours facile à éviter. C'est ce qui explique pourquoi beaucoup d'enfants ont paru faire deux rougeoles à 30 ou 40 jours d'intervalle, quand, en réalité, c'était une suette et une rougeole qui évoluaient successivement. Mais peu à peu la rougeole a disparu chez les enfants pendant que la suette devenait de plus en plus fréquente chez les adultes. Nous pouvons affirmer qu'au fort de l'épidémie de suette nous n'avons pas rencontré un seul cas de rougeole. »

Dans le même arrondissement, à Quéaux, le Dr Bernard a aussi observé la *rougeole anormale* qu'il confond avec la suette dans la même description ; elle a été bénigne, dit-il, chez les enfants, mais meurtrière chez les femmes enceintes, les nourrices et surtout chez les jeunes gens et les jeunes filles de 15 à 25 ans. A Nérignac c'est encore la *rougeole anormale* qui a précédé l'apparition de la suette.

Dans l'arrondissement du Blanc (Indre), où la suette fut importée au mois d'avril par des réservistes venant de Lussac, il régnait une épidémie dite de rougeole qui avait atteint un certain nombre d'enfants du collège, quelques-uns de ces enfants furent vus plus tard par les membres de la mission, ils étaient atteints de suette rubéolique, et, d'après les renseignements recueillis, tout porte à croire que la maladie avait revêtu les mêmes caractères à ses débuts.

Nous pourrions multiplier ces citations, et reproduire ici les documents rassemblés au moyen des questionnaires envoyés dans les diverses communes, mais cela nous paraît inutile, ce que nous avons dit nous semble suffisant pour montrer les caractères des rougeoles qui ont précédé la suette.

2° *Pendant la suette.* — La nature des rougeoles qui se manifestaient à côté de la suette dans les foyers épidémiques, a été déterminée avec soin par les observations des membres de la mission. Dès les premiers jours nous fûmes à peu près fixés sur la nature de ces deux épidémies de rougeole et de suette que l'on paraissait jusqu'alors avoir distinguées l'une de l'autre d'une façon nette et tranchée. L'identité de ces deux affections nous apparut à la suite d'une visite faite à Rillé, hameau de la commune de Journet (canton de la Trimouille). Voici comment M. le Professeur Brouardel, rapporteur de la mission, s'exprime à ce sujet dans le rapport officiel : « Dans ce petit hameau qui ne renferme que quelques feux (111 habitants), on ne trouvait pas une seule maison épargnée : chaque habitation comptait un ou plusieurs malades actuellement alités ou convalescents. Nous y observâmes plusieurs adultes atteints de suette miliaire typique en pleine éruption ; plusieurs convalescents portant encore les traces facilement reconnaissables de l'affection.

Mais nous vîmes d'autres cas un peu différents surtout chez des enfants. Dans plusieurs de ces maisons un adulte était alité, affecté de suette miliaire classique et un enfant était alité, malade également, mais d'une affection qui au premier abord semblait un peu s'éloigner de la suette : l'éruption avait des caractères rubéoliques assez nets ; il existait de la toux, parfois du larmoiement, du coryza, en un mot la plupart des traits de la rougeole : c'était là du reste le nom sous lequel les parents désignaient l'affection de l'enfant. Un examen plus attentif et portant sur les nombreux exemples de ces cas existant à Rillé, nous montra qu'il y avait chez tous ces malades un appareil symptomatique qui ne pouvait être rapporté à la rougeole franche, à la rougeole vraie. Le début était plus brusque que dans la rougeole, la plupart du temps on observait dans les prodromes des sueurs abondantes ; l'éruption rubéolique se compliquait de miliaire à la face et sur les mains, etc... Dès lors, et tout en nous gardant de conclure en un seul jour, nous fûmes convaincus que nous nous trouvions en présence de la suette miliaire, suette pouvant, quelquefois chez des adultes, et très fréquemment chez les enfants, prendre une forme simulant la rougeole » (1).

Dans tous les foyers où régnait la suette franche, ces *pseudo-rougeoles* ont été retrouvées avec les mêmes caractères. Qu'il y eut en même temps des rougeoles franches dans ces divers points, nous ne l'avons jamais nié, mais elles étaient en quantité négligeable eu égard au nombre des pseudo-rougeoles ; il y en avait, comme il y avait des scarlatines et des coqueluches, ce qui était important, c'était de pouvoir différencier les rougeoles vraies et les scarlatines vraies, de ces formes morbides bâtardes que l'on rangeait encore sous le nom de rougeoles et que nous croyions devoir rattacher à la suette.

Par les observations de chaque jour nous arrivions à nous convaincre de plus en plus que c'était là la véritable manière dont devaient être interprétées ces formes.

C'est à l'aide des éléments recueillis sur les divers points par les membres de la mission que l'on a pu établir les traits essentiels de ces formes morbides auxquelles M. le professeur Brouardel attribua le nom de suette miliaire à forme rubéolique, la considérant non comme une maladie spéciale, mais comme une simple manière d'être de la suette miliaire.

(1) Extrait du rapport officiel de la mission.

Dans notre premier chapitre consacré à la description clinique de cette forme de la suette, nous avons montré par quels côtés elle se rapproche de la rougeole, par quels côtés elle s'en éloigne. A propos du diagnostic, nous avons cherché à mettre en lumière comment la connaissance de ses caractères cliniques et de ses caractères épidémiologiques permet de la séparer de la rougeole et de la rattacher à la suette. Les détails dans lesquels nous sommes entré à ce sujet nous dispensent d'insister plus longuement ici.

B. — ***A la périphérie des foyers de suette***, on nous avait signalé l'existence d'une épidémie de rougeole. Les points envahis étaient : l'arrondissement de Bellac (Haute-Vienne), l'arrondissement de Civray (Vienne) et l'arrondissement de Confolens (Charente). La topographie générale de l'épidémie pouvait donc être ainsi envisagée : un gros foyer de suette où s'observaient aussi des rougeoles, circonscrit au sud et à l'ouest par une épidémie de rougeole. Dès que nous fûmes à peu près fixés sur la véritable nature des rougeoles existant dans les foyers de suette, nous recherchâmes ce qu'étaient celles de la périphérie. Ces investigations établirent que les rougeoles de la périphérie étaient en tout comparables aux premières.

Arrondissement de Bellac (Haute-Vienne). — Dans cet arrondissement la suette franche n'a été observée que dans une région très limitée, à Bussière-Poitevine et dans les communes environnantes, St-Barbant, St-Bonnet et Darnac. Ce petit cercle touche à l'arrondissement de Montmorillon. En dehors de ce foyer, la suette n'a pas régné dans ses formes franches et s'il s'en est manifesté quelques cas ils sont toujours restés à l'état isolé. Mais tout l'arrondissement de Bellac a été le théâtre d'une remarquable épidémie de suette rubéolique. Nous étions personnellement chargé de l'observation de la partie nord de cet arrondissement et c'est là que nous avons recueilli la majorité des observations que nous publions; elles sont assez nettes, croyons-nous, pour établir la nature de l'épidémie de cette contrée. Notre collègue et ami Démelin qui résidait dans la partie sud du même arrondissement y a observé les mêmes faits; il a assisté à Bellac à une épidémie de suette rubéolique qui a frappé les hommes de la garnison. On peut dire sans crainte d'exagération qu'aucune des communes de l'arrondissement de Bellac n'a échappé à l'épidémie. Au sud, l'épidémie paraît s'être arrêtée vers la limite du canton de Nantiat; au nord, au contraire, elle s'est étendue et a envahi les confins de l'arrondissement du Blanc (Indre) dans le canton de St-Benoit-du-Sault. Dans cette zone on n'a observé que de la suette rubéolique, tandis que la suette franche avait fait son apparition, comme nous l'avons vu ailleurs, dans le canton du Blanc limitrophe de la Vienne.

Arrondissement de Civray (Vienne). — D'après les renseignements fournis par le Dr Guilhaud (1), la rougeole aurait fait son apparition à Charroux, commune située au sud de l'arrondissement pendant l'automne de 1886. Elle ne paraissait avoir aucun lien avec les rougeoles de Poitiers, car elle resta longtemps localisée à Charroux et elle se propagea ensuite du sud au nord en marchant vers Poitiers. Lorsque cette épidémie prit de l'extension elle commença à frapper les adultes après n'avoir atteint que les enfants pendant une première période. La rougeole atteignait aussi bien ceux qui l'avaient eue déjà que ceux qui en avaient été épargnés; plusieurs enfants l'ont eue

(1) Lettre du Dr Guilhaud, de Civray.

deux fois à 2 ou 3 mois d'intervalle. « J'ai eu à constater dit-il, de nombreuses anomalies pendant cette épidémie. Dans la période d'invasion, à peine dans le huitième des cas, j'ai trouvé du larmoiement, et du coryza, mais presque toujours des maux de tête atroces avec fièvre aussi intense que dans la scarlatine, des vomissements, de l'oppression et une toux incessante.

Dans la période d'éruption, papules rouges se montrant au visage presque uniformément rouge, puis au tronc et aux membres, où elles surmontent des taches vraiment morbilleuses, ces papules grossissent, sont dures et dépassent le volume d'un grain de mil. Dans près de la moitié des cas cette éruption s'accompagne d'un violent prurit et de sueurs abondantes, qui dans le quart au moins des cas deviennent profuses et alors on découvre sur le ventre et sur le tronc de très nombreuses petites vésicules blanches ou rouges.

Dans la période de desquamation, larges écailles sur la face se prolongeant pendant plusieurs jours, et sur le tronc très petites écailles dans les points occupés par les vésicules, plus grandes écailles sur les papules. Convalescence généralement longue et difficile dans la moitié des cas. »

Le Dr Guilhaud dit qu'il baptisa d'abord ces rougeoles du nom de *rougeoles bâtardes*, mais bientôt après il fut appelé à observer chez des adultes deux cas de suette miliaire classique : « après ces deux cas dont le diagnostic n'offrait plus de doutes, ajouta-t-il, je vis que beaucoup de malades que j'avais soignés comme ayant la rougeole, avaient eu la suette, mais aucun d'une façon aussi nette ».

Dans le canton d'Availles-Limouzine, le Dr Tafforin a observé une épidémie de *rougeole anormale* dans laquelle la maladie débutait avec des sueurs profuses et où des éruptions de sudamina et de miliaire survenaient à la suite. « Il y avait réellement quelques-uns des éléments, des symptômes de la suette, mais de là à une vraie suette il y a loin encore. Nous avons eu une épidémie de *rougeole bâtarde* tenant à la suette par certains accidents, certains symptômes. »

Le Dr Houpert, parlant des rougeoles de Usson-du-Poitou, dit qu'il a constaté dans une dizaine de cas environ chez des enfants et des adultes la présence simultanée d'une rougeole et d'une suette miliaire légère. Ces cas d'ailleurs ont tous guéri avec une convalescence très longue.

Tous ces faits ont été contrôlés par les visites que le Dr Thoinot a faites dans les diverses parties de l'arrondissement de Civray, il est donc permis de conclure que cet arrondissement a été, lui aussi, le siège d'une épidémie bénigne de suette à forme rubéolique.

Arrondissement de Confolens (*Charente*). — Les documents que nous avons pu rassembler sur l'épidémie de rougeole de cet arrondissement sont restés malheureusement incomplets, cependant tout porte à croire que la maladie y a revêtu les mêmes caractères que dans les contrées voisines. L'épidémie a en effet pénétré dans l'arrondissement par la commune de Pleuville, elle y venait d'Availles (Civray) et de Millac (Isle-Jourdain) par la Vallée de la Vienne, et nous savons que c'était la suette rubéolique qui régnait dans ces contrées, de plus le Dr Tafforin qui a soigné des malades de l'arrondissement de Confolens y a observé des cas comparables à ceux qu'il a décrits à Availles.

Arrondissement de Melle (*Deux-Sèvres*).—Pendant une tournée dans l'arrondissement de Civray, nous apprîmes que l'épidémie paraissait se diriger vers les Deux-Sèvres où elle avait, disait-on, envahi déjà Sauzé-Vaussais dans l'arrondissement de Melle sur les confins du département de la Vienne. Du 12 au 15 juillet nous avons parcouru avec le Dr Thoinot une grande partie de l'arrondissement de Melle et nous avons reconnu que presque toutes les communes de son territoire avaient été envahies par une épidémie de suette bénigne passant, ici comme ailleurs, pour une épidémie de rougeole.

A Gournay, nous trouvions deux femmes convalescentes en pleine desquamation et ayant eu la suette miliaire (1).

A la Cussardière, hameau de la commune des Alleuds, un jeune homme était mort le 25 juin avec tous les symptômes de la suette franche; nous y vîmes un enfant de 5 ans atteint d'une suette des plus nettes.

A Melleran nous avons visité un grand nombre de malades tous atteints de suette rubéolique, nous en rapportons quelques observations.

A Celles-sur-Belle, l'instituteur nous dit que plus de la moitié des enfants de sa classe avaient été atteints par l'épidémie, le « début de ces rougeoles était très rapide, des enfants qui fréquentaient la classe un jour, étaient au lit le lendemain couverts de boutons ». En examinant les enfants présents, nous en trouvâmes plusieurs qui présentaient encore une éruption miliaire confluente sur la figure et le corps, cette éruption, nous dit-on, rappelait absolument leur rougeole, et faisait croire à son retour.

A Brioux enfin, nous sommes tombé sur un foyer de suette rubéolique en pleine activité et nous y avons recueilli de nombreuses observations.

Qu'est devenue cette épidémie de l'arrondissement de Melle? Y est-elle restée localisée ou a-t-elle continué à s'étendre du côté de Niort? C'est un point que nous n'avons pas eu le temps d'éclaircir.

(1) Les observations résumées de ces deux femmes ont été publiées dans le rapport de la mission.

Pour résumer la marche et la physionomie générale de cette épidémie de 1887, nous dirons que la suette miliaire qui paraissait n'avoir atteint qu'une zone relativement restreinte, puisqu'on ne l'avait signalée que dans l'arrondissement de Montmorillon, une partie de l'arrondissement du Blanc et à Bussière-Poitevine, s'est manifestée en réalité sur une étendue beaucoup plus grande, puisqu'elle a envahi les arrondissements de Bellac, de Civray, de Confolens, de Melle sous une forme atténuée (suette rubéolique).

Ces deux formes de suette miliaire (suette classique et suette rubéolique) nous paraissent dans cette épidémie avoir affecté l'une par rapport à l'autre des rapports chronologiques et des rapports topographiques à peu près semblables.

1° Comme rapports chronologiques, la suette a fait son apparition sous la forme rubéolique, peu à peu les caractères se sont accusés, la suette franche est apparue et, après avoir accompli son œuvre, elle a fait de nouveau place à la forme rubéolique.

2° Comme rapports topographiques, la suette franche a occupé le centre du foyer épidémique (arrondissement de Montmorillon, confins de l'arrondissement du Blanc, cercle de Bussière-Poitevine), elle a perdu ses caractères tranchés vers les limites de ce foyer. La suette rubéolique au contraire a régné en maîtresse à la périphérie (arrondissement du Blanc, de Bellac, de Confolens, de Civray, de Melle), elle s'est effacée devant la suette franche au centre du foyer.

Si maintenant on veut se rappeler que la forme rubéolique de la suette est avant tout une forme infantile, on comprendra pourquoi partout l'épidémie a commencé par les enfants, n'a atteint les adultes que plus tard et a fini par les enfants, pourquoi au centre des foyers le nombre des adultes malades a dépassé celui des enfants, tandis qu'à la périphérie ces derniers paraissaient être seuls atteints. Ces faits, qui sont vrais pour l'ensemble de l'épidémie, le sont encore pour chaque point en particulier : La suette rubéolique et la suette franche ont affecté les mêmes rapports dans chaque nouveau point qu'envahissait l'épidémie.

Quant aux rapports épidémiologiques de la suette miliaire et de la rougeole dans cette épidémie, ils nous paraissent bien simplifiés d'après ce que nous avons dit.

Pour ce que nous avons vu de l'épidémie, c'est-à-dire à partir du 10 juin et dans la zone que nous avons observée, la rougeole n'a pas constitué une épidémie pouvant entrer en parallèle avec la suette. Il y a eu des cas de rougeole çà et là pendant l'épidémie, mais ils n'ont constitué qu'un fait banal, l'immense majorité de ces rougeoles n'étaient que des fausses rougeoles, des suettes à forme rubéolique. Au lieu de deux épidémies évoluant parallèlement, nous n'avons trouvé qu'une seule et même maladie, la suette, se montrant ici sous la forme franche, là sous la forme atténuée.

Nous ne pouvons être aussi affirmatif pour ce qui s'est passé avant notre arrivée, ni pour les rougeoles de Poitiers, ni pour celles qui dans le canton de Lussac ont précédé l'apparition de la suette, nous avons posé chemin faisant les éléments du problème, les documents recueillis nous paraissent insuffisants pour le résoudre.

CHAPITRE IV

Du rôle de la suette rubéolique dans l'épidémiologie générale de la suette miliaire.

Dans les pages qui précèdent nous nous sommes attaché à établir que la suette miliaire pouvait se montrer dans les épidémies sous deux formes distinctes : une forme franche et une forme atténuée (suette rubéolique) ; que de tous temps cette dernière forme avait dû exister, mais que sa véritable nature avait été méconnue, bien qu'elle ait été souvent décrite avec tous les caractères que nous lui avons attribués.

Nous allons essayer maintenant de faire ressortir le rôle de la suette rubéolique dans les épidémies ; ce sera en même temps exposer notre conception de la marche et de l'évolution des épidémies de suette miliaire.

Il se peut que la rougeole coexiste avec la suette dans les épidémies ; cette coexistence ne constitue qu'un fait banal, ainsi que nous l'avons établi pour l'épidémie de 1887; mais on paraît avoir fait jusqu'à présent de la suette une affection qui naît le plus souvent au milieu de fièvres éruptives diverses (rougeole, scarlatine, etc.), dont les caractères s'altèreraient peu à peu pour former une série de types intermédiaires reliant ces fièvres éruptives à la suette qui débuterait elle-même par des formes bâtardes avant de se manifester avec ses caractères propres. Où était la fin de la rougeole et le commencement de la suette ? A laquelle de ces deux maladies devait-on rattacher les formes bâtardes qui persistaient pendant l'épidémie à côté des cas nets ? personne ne savait le dire.

L'étude de l'épidémie de 1887 nous paraît devoir jeter un peu de lumière sur ces questions. La suette peut apparaître dans des régions où règnent des fièvres éruptives, c'est même, paraît-il, un fait assez fréquent, mais nous croyons que les formes qui marquent le début de l'épidémie doivent être rattachées à la suette, tout comme les formes qui la terminent. Les épidémies de suette miliaire se préparent longtemps à l'avance dans beaucoup de cas et la maladie ne se présente pas à son début avec les caractères qu'elle aura plus tard; ce qui a jeté la confusion jusqu'à présent, c'est la ressemblance de ces formes du début avec la rougeole ou la scarlatine. Si la rougeole existait antérieurement, on dit qu'elle se modifie sous l'influence de la maladie nouvelle; si elle n'existait pas, on dit que l'épidémie débute par des rougeoles bâtardes qui précèdent pendant plus ou moins longtemps l'apparition de la suette.

Nous avons dit pourquoi nous pensions que ce que l'on avait décrit sous le nom de rougeole n'était que de la pseudo-rougeole, de la suette à forme rubéolique. C'est sous cette forme que commencent les épidémies, et la maladie présente déjà à cette époque des caractères assez nets pour qu'il soit possible de les distinguer de la rougeole franche avec laquelle elle n'a que des traits de ressemblance. Pendant plus ou moins longtemps la suette rubéolique fait tous les frais de l'épidémie, puis les formes franches font leur apparition, mais des cas de suette rubéolique persistent en plus ou moins grand nombre, et ils sont là pour donner la clef des formes du début et des formes qui existent seules à la périphérie, où il serait encore plus difficile de déterminer leur véritable nature, puisque la suette franche ne les accompagne pas. A la fin de l'épidémie ce sont les formes franches qui disparaissent les premières et la forme rubéolique recommence à prédominer pour s'éteindre ensuite à son tour, mais en conservant toujours jusqu'au bout ses traits caractéristiques.

Cette évolution n'est en somme qu'un fait particulier d'une loi générale qui domine beaucoup de maladies épidémiques qui ne se manifestent avec leurs caractères tranchés qu'au fort de l'épidémie et sont précédées et suivies par des formes atténuées.

Nous avons retrouvé cette évolution de la suette bien indiquée dans plusieurs épidémies (Dordogne 1841, Vienne 1845, Oise 1863, Pyrénées-orientales 1871, Poitou 1887), les faits ont été plus ou moins nettement vus et décrits par les observateurs, mais ils nous paraissent indiscutables.

L'épidémie disparue, que devient la maladie?

Nous avons montré ailleurs (1) que beaucoup d'épidémies de suette qui paraissaient être nées sans raison, au hasard dans des départements éloignés les uns des autres, n'avaient eu d'autre cause que le réveil de la maladie restée à l'état endémique dans ces contrées. Quelle a été l'origine première de la suette dans les pays où elle se manifeste? nous l'ignorons, mais à la suite d'une épidémie, des cas persistent qui se manifestent à l'état isolé ou donnent de temps en temps naissance à de petits foyers qui n'attirent que peu l'attention, puis tout à coup la maladie prend une extension plus grande, les cas se multiplient et une nouvelle épidémie est constituée. Ensuite la même cycle recommence.

Pour ce qui est de la région où s'est manifestée l'épi-

(1) THOINOT et HONTANG. Endémicité de la suette en France. In *Mémoire cité*.

démie de 1887, nous avons appris des médecins du pays que le fléau était à l'état endémique dans plus d'une localité. C'est ainsi qu'à Poitiers la suette n'a jamais complètement disparu depuis 1845.

Dans le canton de Lussac il y avait eu à Persac, en 1878, une épidémie de suette miliaire qui tua 4 à 5 individus, depuis il s'en est toujours montré quelques cas isolés ; à Sillards il y eut un cas mortel en 1882, à Pont-de-Lussac un cas grave en 1886 (Dr Thiaudière).

Dans l'arrondissement de Civray, le Dr Guilhaud observe des cas de suette chaque année.

Dans le département des Deux-Sèvres, le Dr Héliot, de Chef-Boutonne, nous disait que son père qui avait exercé dans le canton de 1833 à 1870 et lui qui y exerce depuis 1870, y ont toujours vu des cas de suette. Depuis cette époque il en a observé plus de 50 cas.

En 1871, une épidémie de suette apparut à Lorigné, Pioussais, Sauzé et Pliboux (Deux-Sèvres).

En 1879, un cas mortel fut observé à Pliboux.

En 1885, un à la Jarige.

Comme on le voit, la suette n'est pas une maladie rare dans ces parages, mais il se peut qu'elle y soit encore plus fréquente qu'on ne le pense.

Lors de notre visite à Brioux (Deux-Sèvres), où nous vîmes un grand nombre d'enfants atteints de suette rubéolique méconnue, puisqu'elle passait pour de la rougeole, on nous apprit que plus d'un enfant dans la contrée présentait de temps à autre des manifestations identiques : une malade entre autres que nous avons pu observer avait été, disait-on, déjà atteinte deux fois de pareille affection depuis 14 ans. Il est probable qu'à Brioux et sans doute ailleurs, la suette rubéolique constitue l'une des formes de la suette endémique, ce qui explique pourquoi cette endémie est restée ignorée.

La suette rubéolique qui succède aux épidémies est prise pour une rougeole anormale, et au bout de quelque temps, quand l'épidémie est oubliée et que cette rougeole anormale continue à se montrer, on ne pense même plus aux rapports qu'elle peut avoir présentés à un moment donné avec la suette miliaire.

Il nous paraît donc de la plus haute importance que l'attention des observateurs soit attirée sur les caractères des rougeoles anormales qui succèdent aux épidémies de suette, car ce n'est que par leur étude que l'on pourra arriver à déterminer si la forme rubéolique de la suette miliaire constitue bien réellement l'une des formes endémiques de la maladie reliant les épidémies l'une à l'autre.

Notre travail n'eût-il que ce résultat, nous nous estimerions largement récompensé.

OBSERVATIONS

Toutes nos observations ne sont pas aussi complètes que nous l'aurions désiré; on en trouvera quelques-unes où les malades n'ont été vus qu'une ou deux fois. Nous décrivons alors l'état dans lequel nous les avons trouvés et nous rapportons les renseignements fournis par les parents. Nous avons tenu cependant à reproduire toutes ces notes, car elles présentent le plus souvent assez de netteté pour permettre de reconstituer la nature et la marche de la maladie.

Ces observations sont groupées sous quatre chefs :

1° Observations de suette rubéolique se rapprochant le plus possible de la rougeole.

2° Observations dans lesquelles la forme de l'éruption ou les phénomènes généraux permettent un rapprochement plus facile de la maladie avec la suette miliaire.

3° Observations où les symptômes de suette miliaire sont dominants et où l'élément rubéolique devient accessoire,

Nous espérons pouvoir montrer ainsi, qu'entre la suette rubéolique et la suette franche il existe toute une série de cas intermédiaires formant une chaîne ininterrompue les reliant l'une à l'autre.

4° Enfin dans un dernier paragraphe nous avons réuni l'histoire des familles où nous avons trouvé soit plusieurs cas de suette rubéolique, soit des cas de suette rubéolique évoluant à côté de suettes franches. Ces dernières pourront servir à éclairer les questions de contagion et d'incubation, et à montrer que dans un milieu où la suette franche existe, il peut se développer de la suette rubéolique et réciproquement.

I

Observations de suette rubéolique se rapprochant de la rougeole.

Observation I

Lav.., 3 ans 1/2, à Millac, a eu il y a un mois une éruption boutonneuse généralisée durant trois semaines, et suivie de desquamation. Le 3 juillet, elle commença à tousser et à éternuer, le 5 elle est prise de fièvre et on la met au lit, les yeux étaient larmoyants. Le 7 au soir l'éruption paraît sur la figure.

Nous la voyons le 9 au soir. Sueurs surtout marquées à la face qui est ruisselante ; aspect grenu de la face très visible obliquement, nombreuses vésicules autour des ailes du nez. Sur le cou et la face antérieure de la poitrine, on voit une multitude de petites élevures coniques sur un fond légèrement rouge ; ces élevures sont encore plus sensibles au toucher qu'à la vue.

10 juillet. Les paupières sont tuméfiées, légèrement œdémateuses, les conjonctives à peine injectées ; toute la face est boursouflée. Les joues sont occupées par deux placards rouges, à surface grenue, irrégulière, légèrement tomenteuse au toucher, sans vésicules apparentes, et déjà recouvertes d'une desquamation blanchâtre très-fine ; ces deux placards vont en s'atténuant vers les oreilles et vers la bouche. Sur le front

quelques rougeurs disséminées séparées par des intervalles de peau saine, pas de vésicules ; au menton même aspect que sur les joues, mais moins accentué. En découvrant la poitrine on reconnait qu'elle est couverte d'une éruption rubéolique type, mais en y regardant de près on voit que toutes les taches rouges sont recouvertes d'un semis de vésicules extrêmement fin et abondant. Même aspect sur les bras et la partie supérieure des avant-bras. Aux aisselles, larges plaques d'un rouge uniforme semées de vésicules. Sur les poignets l'éruption est celle de la rougeole boutonneuse à grains très saillants. Le dos des mains est recouvert de plaques rouges surmontées de petits boutons pleins donnant un aspect lichénoïde. Le ventre, les cuisses et les jambes présentent une éruption discrète, d'aspect rubéolique, mais surmontée de vésicules; sur le dos des pieds la rougeur redevient confluente et très papuleuse.

T. 39°. P. calme, régulier.

Toux fréquente. Pas de bronchite ni de dyspnée ; diarrhée fétide. Cette enfant a beaucoup sué les trois premiers jours de sa maladie.

Observation II

Br..., Augustine, 7 ans, au Dorat, n'a jamais eu la rougeole. Tombe malade le 26 juin. Céphalalgie. Vomissements qui se répètent à chaque injection de boissons. Epistaxis, pas de catarrhe oculo-nasal. Sueurs modérées dès le début.

L'éruption commence deux jours après, le 28, par la figure et n'envahit le tronc que le lendemain. Diarrhée légère, fièvre surtout le soir, insomnie, un peu de délire nocturne.

Le 1er juillet. T. 38°,8. P. 122, régulier. Peau moite, sueurs de la face, un peu de gonflement et d'injection des yeux, pas de coryza. Toux fréquente, quinteuse, rauque ; râles sous-crépitants aux deux bases. Eruption franchement rubéolique sur tout le corps, mais la face est uniformément rouge, sans espaces blancs, et présente au regard oblique un fin semis miliaire sur les pommettes et le nez. En regardant attentivement on trouve à la partie supérieure de la poitrine, sur les plaques rouges, quelques petites élevures miliaires très rares, il est vrai, mais quelques-unes nettement vésiculeuses. Sur les membres inférieurs, l'exanthème est fortement papuleux, sans vésicules ; aux membres supérieurs, aux mains principalement, éruption formée de saillies rouges, confluentes, très saillantes, non vésiculeuses, donnant au doigt une sensation chagrinée très nette. Gorge rouge, piqueté sur le voile du palais, langue blanche.

2 juillet. T. M. 37°,6. P. 100, régulier. Soir, 37°,6. P. 114.

Les sueurs ont continué, mais peu abondantes, les yeux sont encore injectés, la toux persiste, vomissements. Constipation. L'exanthème perd les caractères rubéoliques pour devenir scarlatiniforme; à la face, surtout sur les joues et la lèvre supérieure, aspect tomenteux des plus nets.

Commencement de desquamation au front. Sur le tronc, les espaces blancs ont pour ainsi dire disparu, les membres inférieurs conservent l'aspect rubéolique. A la face dorsale des mains et des poignets l'éruption est fortement mamelonnée, semée de vésicules nombreuses mais peu développées. Toute la surface de la peau est humide de sueurs.

Le 3. Apyrexie. P. 92. L'éruption commence à pâlir, la desquamation s'accentue à la face.

Le 4. P. 92, intermittences très marquées. L'éruption disparaît de plus en plus, la desquamation s'établit en collerettes au niveau des vésicules sur le tronc et la face dorsale des mains. La malade commence à se lever, mais il se fait une nouvelle poussée de vésicules miliaires abondantes à la nuque et à la partie supérieure du dos. Cette poussée secondaire ne s'accompagne d'aucune réaction générale, la desquamation continue.

Observation III

Bat..., 11 ans, au Dorat. Sa sœur, âgée de 7 ans, a eu la rougeole il y a 15 jours. Lui, est tombé malade depuis trois jours, se plaignant de mal de tête et d'embarras d'estomac. Légers picotements aux yeux; pas de coryza, un peu de toux. L'éruption apparaît dès le lendemain du début des malaises.

5 juillet. T. 40°,2. P. 112. Régulier, fort, vibrant. Enfant abattu, couvert de sueurs. La face est couverte d'une grosse éruption miliaire sur fond rouge, boursouflé, à peu près uniforme; sur la poitrine et l'abdomen, taches rouges, irrégulières, séparées par des intervalles de peau saine, avec un semis granité assez gros. Sur les cuisses, les plaques rouges s'élargissent et se confondent par leurs bords; au dos, éruption confluente avec vésicules abondantes surtout aux reins.

Langue blanche, léger piqueté rouge du voile du palais; enrouement, peu de toux. Constipation.

La nuit dernière, l'enfant a été agité, se plaignant de battements de cœur, d'oppression et de poids sur la poitrine l'empêchant de respirer. Rien à l'auscultation, 41 respirations.

Le 6. T. M. 39°. P. 96, régulier. Soir, 38°,2. P. 90.

Agitation nocture et délire dès qu'il s'assoupissait.

Il s'est encore plaint de battements de cœur et d'oppression, sans accès. Pas de sueurs abondantes.

L'éruption commence à pâlir, l'aspect granité persiste sur la figure et à la face dorsale des mains. Sur le tronc, apparition sur le fond rouge qui s'atténue d'un piqueté violet légèrement purpurique et ne disparaissant pas complètement à la pression. Aux cuisses l'éruption est toujours fortement papuleuse. Quelques râles sous-crépitants aux 2 bases, respiration précipitée, 46.

Pas de bronchite. Rien au cœur.

Le 7. T. M. 37°. P. 64. Soir, 38°.

Grande agitation et délire toute la nuit; le délire s'est calmé le matin vers 5 heures.

La peau est toujours moite, la langue se nettoie, desquame à la pointe. L'état général paraît sensiblement amélioré. L'enfant se plaint cependant toujours d'un sentiment de gêne au creux de l'estomac.

L'éruption continue à diminuer et le piqueté purpurique apparaît aujourd'hui bien plus net sur le fond qui pâlit; l'élément miliaire n'existe plus.

Le 8. Apyrexie. P. 58. L'éruption purpurique persiste; la desquamation n'apparaît pas encore.

Observation IV

Duc..., Marguerite, 3 ans, au Dorat, appartient à une famille de 5 enfants; un de ses frères qui a 6 ans aurait eu la rougeole il y a 15 jours; il se lève depuis 8 jours, il a desquamé largement sur tout le corps et actuellement on trouve encore des traces de desquamation lamellaire sur la face et le cou.

Marguerite est malade depuis le 29 juin. Lorsqu'on la met au lit le soir, elle se plaint de mal de gorge, la peau est chaude; le lendemain les yeux sont larmoyants; pas de coryza. Elle tousse un peu; pas d'épistaxis ni de vomissements, diarrhée. Elle n'a pas eu de sueurs abondantes.

L'éruption commence par la face le 1er juillet au soir, 2 jours après le début de la maladie.

2 juillet. T. M. 38°,8. P. 140, régulier. Soir, 39°,4.

La peau est moite, les yeux bouffis, non injectés, pas de coryza. A la face, éruption rubéolique parsemée de petits boutons saillants donnant l'aspect de la peau de chagrin.

Sur le tronc, petites taches rouges disséminées, pas de plaques rubéoliques; dans le dos l'éruption est plus confluente, les éléments qui sont les mêmes que sur la poitrine sont groupés pour former des plaques plus larges, d'aspect rubéolique. Rien aux membres inférieurs; papules discrètes sur les membres supérieurs. Aux mains et aux poignets, ces papules sont plus nombreuses, saillantes, acuminées et un bon nombre d'entre elles sont surmontées de grains miliaires vésiculeux.

Toux férine, râles muqueux et ronflants dans la poitrine, rien au cœur.

Langue saburrale, soif vive, inappétence, semis rouge très discret sur le voile du palais.

Le 3. T. M. 38°,2. P. 124. Soir, 38°,7. P. 132.

Beaucoup d'agitation la nuit dernière, sueurs dans la première moitié de la nuit. Pas de selles depuis avant-hier; la peau est encore moite.

L'éruption de la face est devenue plus mamelonnée; dans le

dos et sur la poitrine elle prend de plus en plus les caractères de l'exanthème rubéolique, avec peu de miliaire. Apparition de quelques macules sur les cuisses; aux poignets et aux mains vésicules séparées entourées d'une auréole rouge. L'injection des yeux diminue.

Le 4. T. M. 38°. P. 126. Soir, 37°,8. P. 120.

L'enfant a un peu reposé la nuit dernière. La teinte générale de l'éruption commence à pâlir, et à la face la rougeur persiste seulement autour des élevures qui deviennent ainsi beaucoup plus apparentes. Au niveau des reins s'établit une desquamation abondante par petits cercles sur des vésicules passées sans doute inaperçues. Aux poignets et aux mains les vésicules s'affaissent formant de petites saillies épidermiques rugueuses, d'autres desquament en collerette. Disparition de la toux. Une selle diarrhéique. Bon état général.

Le 5. Apyrexie. L'exanthème continue à pâlir. La main, promenée sur les points où il a été le plus papuleux, perçoit encore une sensation chagrinée des plus nettes.

Le 6, il ne reste plus sur tout le tronc que des marbrures, vestiges de l'exanthème disparu. La desquamation continue.

Nous avons revu plus tard cette petite malade qui était très affaiblie dans sa convalescence et présentait sur tout le corps une desquamation lamellaire abondante.

Observation V

S..., Ernest, 3 ans, au Dorat. Malade depuis le 27 juin. Début par mal de gorge et vomissements. Epistaxis répétées, injection des yeux, pas de coryza. Toux, inappétence. Eruption le 30 juin, accompagnée de démangeaisons.

1er juillet. Enfant calme, un peu abattu. T. 39°,9. P. 112, régulier.

Peau moite, pas de sueurs abondantes; les yeux sont larmoyants. Langue blanche, humide; gorge rouge vif sans pointillé ni exsudat; vomissements répétés hier et aujourd'hui, constipation depuis 2 jours; toux grasse, pas de bronchite.

Éruption généralisée formée d'élevures rouge foncé, nettement séparées sur un fond de peau normale; vésicules miliaires très apparentes à la face (joues, nez, front) et sur le cou et le haut de la poitrine; sur le dos des mains et des poignets, rougeur uniforme foncée, violacée, scarlatiniforme, parsemée de petites vésicules blanches, isolées.

Le 2. T. M. 38°,5. P. 124. Soir, 39°,2. P. 120.

Agitation nocturne, délire, cris; on est obligé de le maintenir dans son lit. L'éruption a beaucoup augmenté à la face où les élevures d'hier ne sont plus séparées que sur le front et le menton. Sur les joues elles se sont réunies en 2 larges placards mamelonnés. Sur la poitrine et le ventre, surtout aux plis inguinaux, large nappe rouge vineux scarlatiforme, semée de vésicules opaques. Sur les membres supérieurs, éruption rubéolique, sauf aux mains et poignets où elle conserve l'aspect scarlatiniforme avec miliaire. Aux membres inférieurs, éruption rubéolique.

Respiration accélérée, 38. Toux grasse, pas de bronchite.

Le catarrhe diminue. Constipation persistante. Urine rare, foncée, pas d'albumine.

Le 3. T. M. 37°,5. P. 120, régulier. Soir, 38°. P. 120

Un peu moins d'agitation nocturne, pas de sueurs.

La toux diminue, pas de bronchite, 42 respirations.

Langue blanche. Constipation persistante.

L'éruption s'est peu modifiée depuis hier, cependant il est apparu sur la poitrine une éruption purpurique de taches violacées. Cette éruption devient confluente au bas-ventre et au pli des aines. Les vésicules miliaires se dessèchent à la base du cou, et au niveau des aisselles la desquamation commence.

Sur la face dorsale des poignets et des mains les vésicules desséchées donnent à la main une sensation râpeuse; le fond rouge de l'exanthème persiste toujours.

Le 4. T. M. 37°, 8. P. 110. Soir, 38°. P. 120.

Hier dans la soirée il a été pris de hoquet et de bâillements répétés qui se sont continués pendant une partie de la nuit, puis il s'est endormi.

L'exanthème diminue à la face, il ne reste plus de rougeur

qu'autour des vésicules qui se dessèchent. La desquamation en collerettes et en lamelles s'accentue et se généralise. Sur le bas-ventre les taches purpuriques se sont encore accentuées, on dirait un rash hémorrhagique.

Le 6. Apyrexie. P. 112. L'éruption n'est plus apparente que sur le bas-ventre avec les taches violacées, dont il existe aussi quelques traces sur la poitrine, le dos et les lombes. Desquamation active. En certains points, là où la miliaire était abondante, il s'est formé des croûtelles brillantes donnant à la main une sensation rugueuse très accentuée. Bon état général.

Le 10. Il existe encore des marbrures violacées sur le tronc. Tout le corps de l'enfant est recouvert de lamelles épidermiques farineuses, et en certains points la desquamation à larges lambeaux rappelle celle de la scarlatine.

Observation VI

Boi..., Louise, 9 ans 1/2, au Dorat. Sa sœur Jeanne, 7 ans, a eu la rougeole il y a 15 jours; elle présente encore une desquamation pytiriasiforme sur diverses parties du corps.

Louise, malade depuis le 20 juin, accuse de la céphalalgie, mal de gorge, fièvre, 3 épistaxis hier. Vomissements glaireux et bilieux ce matin. Diarrhée légère depuis deux jours. L'éruption débute le 30 juin par la face.

1er juillet. T. 39°,7. P. 122, régulier. Elle n'a pas eu de sueurs abondantes, mais toute la surface du corps est humide et mouille la main.

Les yeux sont parfaitement nets, sans catarrhe ni injection, pas de coryza, pas de toux. Epistaxis répétées ce matin.

Éruption sur les joues et le menton, taches rubéoliques très papuleuses. La peau paraît soulevée par une multitude d'élevures sous-cutanées; au front, sensation de peau de chagrin.

Sur le tronc, éruption boutonneuse avec point central plus foncé, légèrement purpurique; au dos, papules isolées, très peu de miliaire; les vésicules qui existent occupent le centre d'une saillie rouge papuleuse.

Aux poignets, éruption plus confluente, grossièrement granitée, sans vésicules transparentes. Rien sur les membres inférieurs. Langue blanche, humide. Inappétence. Rien dans la gorge. Toux férine, râles ronflants disséminés. Pas d'albumine.

Le 2. T. M. 39°. P. 124, régulier. Soir, 40°. P. 120.

Insomnie, agitation nocturne. Céphalalgie frontale, pas d'épistaxis, pas de diarrhée. Sueurs abondantes la nuit, on l'a changée deux fois.

Ce matin la peau est moite, mais pas de sueurs profuses. La face est d'une rougeur presque uniforme avec saillies boutonneuses et régulières très fines; autour du nez et de la bouche existent des groupes de papules rappelant les groupes d'herpès en voie de formation. Sur la poitrine l'exanthème toujours rubéolique à taches séparées présente un grand nombre de boutons portant une vésicule acuminée à leur sommet. Au bas des reins et sur les fesses éruption acnéiforme.

Aux avant-bras et aux poignets, millaire à grains de volume variable; quelques vésicules aplaties forment de petites surfaces brillantes sur le fond rouge. Très peu d'éruption sur les membres inférieurs.

Le 3. T. M. 38°,4. P. 110, dépressible, inégal. Soir, 39°,8. P. 116.

2 vomissements hier. Peu de sommeil, oppression et étouffements toute la nuit. 3 épistaxis depuis hier. Ce matin l'oppression a disparu. Toux férine, voix rauque, gorge légèrement rouge.

L'éruption se modifie peu, présente les caractères rubéoliques sur le tronc; elle augmente un peu aux membres inférieurs. L'enfant se plaint encore un peu dans la journée de gêne épigastrique; pas d'étouffements.

Le 4. T. M. 37°,2. P. 100, régulier. Soir, 37°,4.

Encore un peu de gêne épigastrique et d'anxiété respiratoire dans la nuit; l'éruption pâlit.

Le 6. Apyrexie. P. 84. Desquamation en collerettes à la face et à la région lombaire; l'éruption persiste aux fesses, toujours acnéiforme. La plupart des vésicules se sont desséchées et forment des petites surfaces luisantes comme des têtes d'épingle

Peau sèche, rugueuse, surtout à la face dorsale des mains et des poignets.

Le 8. P. 88, irrégulier. Vomissements persistants, très peu de traces d'éruption, la desquamation reste peu abondante.

Observation VII

V..., Joseph, 2 ans, au Dorat, tombe malade le 13 juin. 3 jours de prodromes : injection des yeux, un peu de coryza, éternuements, épistaxis, pas de vomissements ni de diarrhée.

Le 3e jour éruption qui a été intense et recouverte de *perles transparentes*. Sueurs pendant toute la durée de la maladie.

Le 27 juin il commence à se lever, l'éruption avait complètement disparu, et il était en desquamation.

Le 2 juillet, jour où nous le voyons, il fait depuis la veille une poussée secondaire d'éruption miliaire sur la face, le cou et la partie supérieure de la poitrine et du dos. Cette éruption formée de vésicules isolées ou groupées, opaques, entourées d'une auréole rouge, ressemble absolument à une éruption d'huile de croton.

A la face postérieure des cuisses et des fesses, même éruption qui, sur les fesses, présente l'aspect de vésico-pustules plus ou moins développées. Pas de fièvre, bon état général ; l'enfant se promène et joue avec ses camarades.

Le 5, l'éruption persiste encore, mais un certain nombre de vésicules s'affaissent, d'autres entrent en desquamation ; la rougeur des auréoles s'est réunie en nappe à peu près uniforme.

Observation VIII

V..., Eva, 7 ans, au Dorat, sœur du précédent, n'a jamais eu la rougeole. Malade depuis le 29 juin, elle a été prise de fièvre, de picotements aux yeux, d'éternûments; pas d'épistaxis. Début de l'éruption 2 jours après, le 1er juillet.

2 juillet. T. 39°. P. 120.

Les yeux sont injectés mais non larmoyants; pas d'écoulement par le nez. Laryngite; toux rauque; voix enrouée. Langue blanche. Inappétence. Soif vive. La peau est moite. L'éruption qui a débuté hier après midi est en voie d'accroissement. A la face, éruption rubéolique très papuleuse; plaques irrégulièrement découpées avec beaucoup d'espaces blancs. Sur le nez et la partie voisine des joues, rougeur uniforme avec fin semis miliaire granité. En regardant obliquement, on reconnait que toutes les plaques rouges de la face sont recouvertes d'une éruption miliaire extrêmement fine.

Sur la poitrine, éruption de rougeole boutonneuse, très peu de larges plaques; quelques-uns de ces boutons sont surmontés d'une vésicule miliaire. Sur le dos, éruption rubéolique, qui devient grossièrement granitée et très papuleuse aux reins et sur les fesses. Presque rien aux membres inférieurs, de même aux supérieurs, sauf aux mains et aux poignets où se voient une série de petites élevures acuminées et quelques saillies vésiculeuses entourées d'une auréole rouge.

Pas de bronchite. Rien au cœur.

Le 3. T. M. 37°. P. 92. Soir, 37°,4. P. 82.

La nuit a été calme, peu de toux, légère épistaxis ce matin. La peau est moite, fraîche; l'éruption a pâli sur la face, mais le semis miliaire reste des plus nets, très sensible au doigt. Sur la poitrine les taches se sont un peu élargies, toujours peu de miliaire. Aux mains et aux poignets, au contraire, l'éruption miliaire est des plus manifestes.

Le 4. La desquamation commence en petites lamelles sur les côtés du nez, le front et les poignets; elle continue les jours suivants sur le tronc; mais reste peu apparente; pas de larges lamelles, elle reste en rapport avec le peu d'intensité de l'éruption.

Observation IX

V..., André, 4 ans, au Dorat. Cet enfant qui a eu la rougeole l'an dernier, a été pris, le 22 juin, d'une éruption rubéolique sans qu'on se soit aperçu d'aucun prodrome. Dès qu'on l'a mis au lit, il a commencé à suer abondamment et l'éruption est sortie rapidement.

Nous le voyons le 24. Tout le corps est recouvert d'une éruption de rougeole boutonneuse; les yeux un peu larmoyants. La peau chaude mais moite. P. 86.

On ne distingue pas d'éléments miliaires sur cette éruption, mais dès le lendemain l'exanthème qui pâlit laisse apparaître au visage un semis granité qui entre déjà en desquamation.

Observation X

V..., Etienne, 29 mois, au Dorat, frère du précédent, est pris le 24 juin, 2 jours après son frère, d'une éruption de la face qui se généralise au tronc et aux membres le lendemain. Les yeux sont tuméfiés, pas de coryza, pas de toux.

Le 26. L'éruption a déjà beaucoup pâli, elle n'est plus guère apparente qu'au haut de la poitrine, à la région lombaire et aux fesses, où se voient une multitude de petites vésicules ridées donnant à la peau une sécheresse râpeuse.

Le 28. Toutes ces vésicules desquament par petites lamelles; l'enfant est levé, pas de nouvelles poussées.

Observation XI

P..., 4 ans, au Dorat, a eu la rougeole il y a 2 ans. Il y a 8 jours il était pris d'une éruption rubéolique intense. Phénomènes thoraciques accentués. Fièvre. Il meurt subitement le 3 juillet sans cause appréciable, étant encore en éruption.

Observation XII

Gr..., adulte de 30 ans environ. Depuis 4 à 5 jours il éprouve un malaise mal défini sans céphalalgie ni catarrhes.

Le 28 juin il est en pleine éruption; la face rouge, tuméfiée, violacée. Éruption morbilleuse généralisée, sauf aux membres inférieurs. Sur le tronc c'est de la rougeole boutonneuse avec des élevures très sensibles et quelques vésicules.

Les aisselles sont occupées par 2 larges plaques scarlatiniformes recouvertes d'éléments miliaires.

Sueurs abondantes. P. 90, un peu d'oppression, quelques palpitations. Etat saburral très accentué.

Le 29. L'état général est bon. P. 76. La rougeur de la face a un peu diminué; même aspect de la poitrine; dans le dos et sur les reins l'éruption est devenue violacée. Toujours par points isolés, elle ressemble à une éruption d'acné. La main, promenée sur les membres supérieurs, perçoit une sensation très nette de peau de chagrin, bien qu'il n'y ait pas de vésicules apparentes.

Persistance des plaques scarlatiniformes des aisselles. L'éruption gagne les membres inférieurs où elle revêt les mêmes caractères qu'aux supérieurs.

Le 30. L'éruption commence à pâlir sur le tronc, persiste aux membres inférieurs. P. 60. Nous n'avons pas assisté à la desquamation.

Observation XIII

Parmentier. In *Rev. de médecine*, nov. 1887.

Le 27 mars, le Dr Thiaudière est appelé auprès d'une jeune fille de 18 ans, malade depuis quelques jours.

Il constate une éruption rubéolique avec fièvre. La malade était assez calme, mais, la nuit, elle avait eu du délire, de l'agitation, une vive oppression et des sueurs abondantes. Le soir, un nouvel accès fébrile apparait, accompagné de délire violent, et la malade succombe à 10 heures.

Observation XIV

PARMENTIER (Résumée).

Auguste Audron, 5 ans, à Cubor. 12 juin. Malaise et frisson; mal de tête, vomissements bilieux répétés. Sueurs et fièvre apparaissent le soir. Toux depuis 2 mois, yeux injectés, narines sèches.

Les 13 et 14. Même état. Langue blanche; constipation, l'enfant se plaint de mal à l'estomac et au ventre. Urine rouge, 200-300 grammes.

Le 15. Début de l'éruption par les membres, puis extension à la face.

Le 16. On croit à la rougeole; pendant 2 jours sueurs abondantes. Oppression et battements de cœur de temps en temps. Insomnie, agitation, délire.

Le 18. On nous présente cet enfant comme ayant la rougeole. Le corps, les membres, la face sont couverts de taches rouges, d'apparence rubéolique; mais au centre, sur un point qui fait une saillie légère, on voit sur chacune des taches une petite vésicule très fine, qui sur certains points est encore transparente, et sur d'autres contient un liquide louche lactescent. L'éruption est confluente, surtout à la poitrine.

La face est vultueuse; les yeux injectés et larmoyants, mais les narines sont sèches; à aucun moment l'enfant n'a eu de coryza.

La toux est encore fréquente, mais il toussait avant sa maladie; râles sibilants et ronflants peu abondants.

La langue est blanche, humide; l'anorexie complète, gorge, voile du palais intacts, constipation; céphalalgie continuelle.

Les sueurs diminuent depuis deux jours, l'oppression est moindre. Urines encore rares, sans albumine. Peau chaude et moite. T. 38°,5. P. 110, régulier. Rien au cœur.

Observation XV

Parmentier (Résumée).

Gaillard, Marie, 18 ans, à Favarre. Le 23 juin, elle arrive de Quéaux où elle était dans une maison où régnait la suette; elle se sent mal en train depuis la veille.

Le 25. Elle s'alite avec céphalalgie, courbature, fièvre, embarras gastrique. Jusqu'au 1er, oppression, sueurs, fièvre et toux. Épistaxis le 26 juin.

L'éruption débute le 1er juillet au pli du bras et gagne l'avant-bras sous forme de taches rubéoliques.

Le lendemain, taches rouges sur la face et sur le reste du corps. Toux continue, fièvre vive.

Le 4. Elle présente une éruption confluente. Au centre des taches rouges existe une fine vésicule contenant un liquide ouche, lactescent.

Yeux brillants, conjonctives injectées. Narines sèches; langue blanche; anorexie, constipation. Sur le voile du palais, on voit quelques vésicules miliaires; la muqueuse est peu rouge. Pas de douleur angineuse.

Toux fréquente, quinteuse. Expectoration abondante.

Nombreux râles de bronchite des 2 côtés de la poitrine.

Céphalalgie; agitation la nuit; pas de délire.

Etouffements, poids sur la poitrine. Battements de cœur.

Sueurs peu abondantes. T. 40°,6. P. 95.

Urine rougeâtre, pas d'albumine; miction douloureuse.

Le 5. T. 39°,4. Etouffements et battements de cœur violents.

Le 6. T. 38°,5. P. 72.

La desquamation commence, furfuracée aux plis du bras.

Éruption pâlit. Il existe encore de nombreuses vésicules miliaires. Toux encore fréquente.

A partir du 8, amélioration notable; la fièvre tombe.

Polyurie, 8 litres; mictions fréquentes.

Le 13, la desquamation est en pleine activité, et se fait sous forme de larges lambeaux aux mains et aux pieds.

La polyurie continue.

Observation XVI

Parmentier (résumée).

Trillaud, 28 ans, à la Jouachère. Le 27 juin, début par frissonnements, céphalalgie, fièvre.

Le lendemain, étouffements et sueurs. Diminution de l'urine. Langue blanche, anorexie, courbature. Fièvre continue, épistaxis le 30. Le 1er et le 2 juillet, la fièvre est plus vive, l'oppression violente, les sueurs abondantes. Urines rares et rouges.

Le 3. Début de l'éruption; nombreuses taches rouges sur les mains, les bras et la poitrine ; rien à la face. Mal de gorge. La toux est fréquente, fièvre toujours élevée.

Le 4. Nous voyons le malade pour la première fois. Sur la poitrine, dans le dos, au niveau des bras et des jambes, à la face et au cou, on constate un grand nombre de taches rouges légèrement papuleuses au centre, simulant l'éruption rubéolique. A leur partie centrale, il existe une petite vésicule à peine visible, transparente. Parmi ces taches se glissent quelques vésicules de miliaire blanche et rouge. Les yeux sont brillants, les conjonctives injectées, les narines sèches. Langue blanche, saburrale ; anorexie, constipation. Mal de gorge.

Éruption miliaire sur le voile du palais, le pharynx. Les amygdales sont légèrement tuméfiées et rouges.

Toux assez fréquente. Rien dans la poitrine. Rien au cœur. Oppression moins violente et battements de cœur moins fréquents. Agitation, délire tranquille.

T. 40°,7. P. 95. Urines, 1000 grammes. Dysurie. Les jours suivants, même état, la gorge est moins douloureuse : l'oppression a disparu.

Le 7. La fièvre diminue : la desquamation apparaît à la face et à la partie interne des bras. Le surlendemain légère recrudescence des symptômes due sans doute à l'influence de la nourriture.

Le 10. Polyurie ainsi que les jours suivants ; 2 litres 1/2. La desquamation continue. Du 11 au 17 le malade va bien; la desquamation se poursuit, furfuracée à la face dorsale des mains, en lamelles aux pieds.

Observation XVII

Parmentier (Résumée)

X..., 48 ans. Début il y a environ 10 jours par les symptômes ordinaires.

Le 4e jour, éruption simulant la rougeole, très abondante, injection des yeux, narines sèches. Pas de toux. Accès d'oppression et battements de cœur. Sueurs. Prurit intense. Céphalalgie. Langue saburrale. Anorexie. Fièvre élevée, surtout la nuit. Agitation. On avait porté le diagnostic de rougeole. Nous la voyons le 28 juin pour la 1re fois; 10 jours se sont écoulés depuis le commencement de la maladie.

La malade commence à peler. La desquamation n'existe qu'en quelques points, le pli du coude, le cou; elle est furfuracée.

Sur le front, la poitrine, existent des taches rouge foncé brunes, ayant l'aspect purpurique; à la périphérie de la plupart d'entre elles existe une légère collerette épidermique; c'est le commencement de la desquamation. Au niveau des poignets, sur la face antérieure principalement, existent encore quelques vésicules de miliaire blanche et rouge.

Langue blanche. Rien dans la gorge. Pas de toux; oppression légère et battements de cœur peu intenses.

Rien au cœur ni aux poumons. Température normale. P. 65.

Les 29 et 30. Moins d'agitation la nuit; de temps à autre, encore un peu d'oppression et des battements de cœur légers. Peau moite.

Dans l'intervalle des plaques de desquamation qui se fait en quelques endroits sous forme de lamelles et non plus furfuracée (poignets, extrémités), on voit quelques vésicules miliaires, les unes petites, les autres volumineuses; deux entre autres au-dessous de l'olécrâne gauche, ont la dimension d'un bouton de varicelle.

Les jours suivants la convalescence s'établit; elle paraît devoir être longue et difficile car la malade est très affaiblie et anémiée. Le 6 juillet il existe encore en quelques points, à côté de plaques en voie de desquamation, dont quelques-unes ont l'apect rouge cuivré et d'autres purpurique, de rares vésicules disséminées, qui au moment de leur apparition ont déterminé d'assez vives démangeaisons.

Observation XVIII

A..., Berthe, 4 ans, au Dorat, a fait il y a 15 jours une éruption qui paraît avoir été précédée de catarrhe oculo-nasal. Cette éruption a été rouge foncé, avec miliaire très abondante surtout à la face. Le père insiste sur les sueurs abondantes qui ont duré pendant toute la maladie. Elle se lève le 24 juin, l'éruption ayant complètement disparu.

Le 27. Nouvelle poussée d'éruption miliaire sur fond rouge, à la face, sans réaction fébrile.

Le 30. Elle n'a plus de rougeur sur le corps, mais seulement un grand nombre de vésicules miliaires desséchées, brillantes, ou en desquamation sur le tronc principalement, aux lombes et sur les fesses. A la face il existe encore quelques rougeurs et des vésico-pustules très petites, cerclées de rouge. Pas de fièvre. P. 80.

Observation XIX

A.... Valentine, 2 ans, sa sœur, est prise de fièvre le 2 juillet au soir, 39°,2. P. 120, sans aucun prodrome. Elle aurait eu déjà, dit-on, hier et avant-hier, quelques boutons sur la figure? Aujourd'hui la face est couverte de petits points rouges acuminés, isolés ou réunis en groupes surtout au menton, confluents sur le front. Rien encore sur le tronc ni les membres. Peau moite, pas de sueurs abondantes.

Le 3. T. M. 38°,8. Soir, 37°,8.

L'éruption augmente, face vultueuse, groupes de papules saillantes sur les joues, le menton, autour de la bouche où elles simulent des groupes d'herpès en voie d'éruption. Plaques rubéoliques discrètes sur le tronc. Éruption miliaire rouge par grains isolés, sur le dos des mains et en bracelet autour des poignets.

Langue blanche, peau toujours moite, un peu d'abattement.

Le 4. T. S. 38°,3. Les papules de la face s'affaissent, elles paraissent au contraire s'accentuer aux poignets et aux mains. Même aspect sur le dos des pieds; rien sur les cuisses ni les jambes. L'éruption reste très discrète sur le tronc.

Nous revoyons l'enfant le 8; elle est en pleine desquamation, en lamelles assez larges à la face, sur le front et sur le dos des mains et des doigts.

Observation XX

Pl..., 17 mois, à Dinsac. Malade depuis le 21 juin. On ne s'était aperçu de rien avant l'éruption; l'enfant prenait le sein comme de coutume; il avait seulement eu quelques vomissements la veille.

Le 25 juin, éruption rubéoliforme sur tout le tronc; face d'un rouge vif uniforme très grenu. Les mains et les avant-bras à partir du coude paraissent barbouillés avec du jus de framboise; ils sont le siège d'une desquamation par larges écailles d'épiderme très épais. Il n'y a de vésicules apparentes qu'aux lombes et aux fesses. Chaleur sèche de la peau. P. 112, avec quelques intermittences.

Son frère, âgé de 3 ans 1/2, a eu il y a 8 jours une rougeole? avec sueurs très abondantes. Il se lève depuis 3 jours et conserve encore des marbrures sur tout le corps, avec une éruption miliaire blanche sans rougeur sur la face. Il a eu une diarrhée critique assez abondante; sa langue est vernissée.

elle a dû desquamer. Ces deux enfants couchaient dans la même chambre.

Observation XXI

Tr..., Georges, 8 ans, à Montmorillon, a eu la rougeole il y a deux ans ; il se couche malade le 16 juillet ; il tousse et se plaint de la gorge. Le lendemain 17 au soir, la face est recouverte d'une éruption rouge. Le 19, au troisième jour de l'éruption, les yeux sont nets, il n'a du reste eu ni larmoiement, ni coryza. Les joues sont occupées par deux placards rouges, grenus, d'aspect chagriné, miliaire sur le menton. Taches rubéoliques au cou ; plaques rouge sombre ne disparaissant pas complètement à la pression et quelques vésicules çà et là sur le dos et la poitrine. Rien sur le ventre ni sur les membres inférieurs. Les mains et les poignets présentent une rougeur uniforme avec des vésicules desséchées, brillantes. Pas de sueurs, peu de fièvre. Deux épistaxis hier et aujourd'hui. Toux férine, rougeur de la gorge, voile du palais et amygdales.

Le 20 juillet la figure a le même aspect, légère desquamation fine au pourtour des ailes du nez et sur le menton. L'éruption du dos a toujours une teinte hémorrhagique. Des taches rubéoliques discrètes couvrent les jambes et le dos du pied qui étaient indemnes hier.

Peu de fièvre. Toux férine, pas de nouvelles épistaxis.

II

Observations de suette rubéolique plus rapprochées de la suette franche.

Observation XXII

C..., Jeanne, 1 an, au Dorat, vit dans une chambre où sa sœur, âgée de 5 ans, vient d'avoir la rougeole compliquant la coqueluche, et présente encore en ce moment des poussées secondaires d'éruption miliaire à la face.

Elle a été prise le 1er juillet, sans prodromes, d'une éruption débutant par la face.

T. 38°,6. P. 124. Légère injection des yeux, pas de coryza. Éruption formée à la face d'un fin semis miliaire très nettement vésiculeux, avec très peu de rougeur. Sur le tronc l'éruption vésiculeuse est de même très nette ; il n'y a pas d'exanthème rubéolique, mais seulement une rougeur diffuse plus accentuée autour des éléments miliaires. Cette éruption conserve les mêmes caractères pendant 3 jours et ce n'est que sur les membres, au voisinage des mains et sur le dos des pieds, que la rougeur revêt l'aspect rubéolique. Les sueurs sont à peine marquées, la peau est seulement moite.

L'état général est resté excellent pendant toute la durée de l'éruption ; il n'y a eu un peu de fièvre que les 2 premiers jours (38°) ; l'enfant a continué à prendre le sein.

Le 3. L'éruption persistant, la peau prend un aspect chagriné à la face, à la partie supérieure de la poitrine, du dos, ainsi qu'aux lombes et sur les fesses.

Le 5, la plupart des vésicules entrent en dessiccation, il n'y a plus de rougeur de la peau ; la desquamation se fait par zones en lamelles ou en collerettes. Quelques vésicules persistantes deviennent louches, opaques et restent entourées d'une auréole rouge.

Observation XXIII

G..., Anne, 5 ans 1/2, au Dorat. Le 14 juin éruption, principalement sur le corps, précédée de coryza et de gonflement des yeux.

Le 18 juin, il existe encore quelques vésicules à la face, des vésicules blanches sur les membres supérieurs et sur les fesses ; à la face postérieure des cuisses il y a quelques macules et des vésico-pustules assez volumineuses ; il y a déjà à ce niveau une desquamation en collerette assez avancée ; pas d'aspect rubéolique.

La peau est couverte de sueurs ; état fébrile.

Le 24. L'enfant est en convalescence, se lève. Toute la surface du corps est le siège d'une desquamation en lamelles très abondante, disposées en petits cercles en certains points. Peau très sèche et râpeuse. Il y a encore cependant des vésicules assez nombreuses au bas des reins, sur les fesses et les cuisses, ainsi qu'à la nuque et à la partie supérieure des bras.

1er juillet. La desquamation n'est pas terminée, elle est en pleine évolution sur les membres supérieurs où les mains desquament en larges lambeaux à la paume et le long des doigts comme dans la scarlatine.

Le 6. Sa desquamation continue toujours.

Observation XXIV

G..., Alfred, 22 mois, au Dorat, frère de la précédente, est tombé malade 4 jours après sa sœur, le 18 juin. Il a de la fièvre, pas de catarrhes; il présente sur la face, la poitrine et les reins, une éruption miliaire rouge, vésiculeuse, confluente, très fine ; sur les bras un exanthème rubéolique très papuleux.

Le 24. Il est encore en pleine éruption, mais l'aspect a beaucoup changé ; la face présente une rougeur uniforme hérissée d'une multitude de petites saillies lui donnant un aspect chagriné. Sur tout le corps l'éruption est rubéolique, mais toutes les taches et les intervalles de peau saine sont semés de vésicules fines très apparentes, miliaire rouge à grains séparés sur les reins et les fesses.

Les avant-bras et les mains sont d'une rougeur scarlatiniforme intense et continue; ils sont déjà le siège d'une desquamation à larges lambeaux très épais. Démangeaisons.

Langue blanche. P. 92, régulier. Peau moite.

Les jours suivants, l'éruption disparait, la desquamation se fait très marquée, sur tout le corps.

Le 28. L'enfant est en pleine desquamation scarlatiniforme généralisée, aux mains, aux avant-bras, au tronc ; la langue est vernissée, elle a aussi desquamé.

Depuis aujourd'hui est apparue une poussée éruptive aux

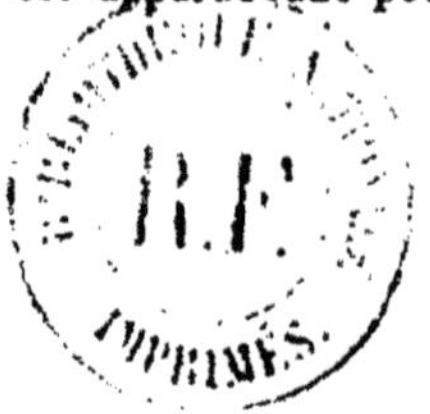

reins, aux fesses et à la partie postérieure des cuisses. C'est une éruption de miliaire rouge typique, ressemblant absolument à une éruption de thapsia confluente. Rien sur le reste du corps, sauf quelques vésicules anciennes sur la face, en voie de disparition. Pas de réaction générale.

1er juillet. L'éruption miliaire est en voie de disparition. La rougeur a presque complètement disparu ; les vésicules se plissent, se dessèchent, la desquamation continue sur le reste du corps.

Le 6. L'éruption du 28 a disparu ; toute la région qu'elle recouvrait est en desquamation en petits cercles ; la peau est rude, sèche, chagrinée.

Depuis hier il s'est fait une troisième poussée d'éruption miliaire rouge, localisée au côté du thorax, empiétant un peu sur la poitrine et sur le dos, absolument semblable à la précédente, toujours sans fièvre.

Nous n'avons pas suivi ce malade plus longtemps. Son éruption a été remarquable par son polymorphisme dans la première période et par ses poussées secondaires de miliaire pendant la convalescence.

Observation XXV

B..., 7 ans, à Melleran. Les 4 enfants de la famille ont eu des éruptions depuis peu de temps. Celui-ci est abattu depuis 4 à 5 jours ; la face est recouverte de miliaire rouge formant 2 larges placards sur les joues, miliaire plus fine au menton et au front. La langue desquame à la partie antérieure ; peu de fièvre, les yeux sont nets. Très peu d'exanthème sur le corps.

Observation XXVI

M..., 10 ans, à Melleran. Malade depuis le 8 juillet ; céphalalgie et vomissements ; pas de larmoiement ni coryza ; peu de sueurs. Éruption le 10, commençant par la face. Le 12, épistaxis abondante.

Le 13. Le front est légèrement rosé avec un peu de miliaire, surtout à la racine du nez; sur les ailes du nez, miliaire blanche; placards rouges, grenus, sur les deux joues, fin piqueté miliaire rouge sur le menton.

Sur le cou, vésicules miliaires fines très espacées. Même éruption sur la poitrine et le dos où le fond de la peau est normal; il n'y a pas à proprement parler d'exanthème. Au niveau des hanches et de la face externe des cuisses, au contraire, il y a des taches rouge vineux légèrement hémorrhagiques. Sur les membres, l'exanthème devient rubéolique, mais sur le dos des mains et des pieds, la miliaire redevient très nette. Éruption de plaques rouges les unes saillantes, les autres plates à la paume des mains et à la plante des pieds, ainsi que sur la face palmaire et le côté des doigts. Il existe des plaques assez larges sur les éminences thénar, ainsi qu'au niveau de la tête des métacarpiens.

Epistaxis encore ce matin; langue blanche. P. régulier. En somme, rien ici, si ce n'est la face, qui rappelle l'aspect de la rougeole. L'éruption de la paume de la main et de la plante des pieds offre une intensité plus grande que de coutume.

Observation XXVII

N..., 10 ans, à Brioux. Début de la maladie le 4 juillet par des vomissements. Epistaxis; peu de fièvre; le lendemain un peu de toux, diarrhée le 8 et le 9.

L'éruption apparait le 4e jour; la veille elle avait été prise de sueurs profuses; elle avait mouillé 14 chemises en 2 jours. Puis les sueurs ont diminué pour reparaitre, mais moins abondantes, vers le 12.

A cette époque, diarrhée noire très fétide. Le 11 et le 12 elle a eu des étouffements très marqués.

Le 14. Nous trouvons la malade très abattue; fièvre modérée, pouls calme, régulier; elle ne se plaint pas d'étouffements ni de palpitations. Les yeux sont nets, ne présentent pas de traces de catarrhe. L'éruption est formée à la face par un semis confluent de taches violacées dont quelques-unes sont très foncées, ne disparaissant pas à la pression ; çà et là, traces de desquamation. Sur le tronc teinte scarlatiniforme violacée, générale, avec semis de taches purpuriques très abondant sur la poitrine, l'abdomen et le dos. Ce n'est qu'au niveau des hanches et à la face postérieure des cuisses que l'éruption a une apparence rubéolique, c'est-à-dire formée de plaques rouges séparées par des intervalles de peau saine. Aux membres supérieurs l'aspect est à peu près le même et de plus il y a quelques taches violacées. Autour des poignets et sur le dos des mains quelques vésicules miliaires sur fond rouge. La langue est blanche, saburrale. Il y a quelques taches violacées sur le voile du palais.

Toux assez marquée ; pas de râles dans la poitrine. Cette enfant aurait déjà eu deux fois la rougeole, à 3 ans et à 7 ans. Les deux fois la maladie n'aurait duré qu'un jour?

Observation XXVIII

D..., 6 ans, à Brioux. Malade depuis le 12 juillet. Fièvre, sentiment de gêne respiratoire le premier jour. L'éruption débute le lendemain.

Le 14. T. 38°. P. régulier, peau moite ; l'enfant est calme, respire bien. Rien dans la poitrine ; pas de toux, pas de catarrhes.

Éruption de miliaire rouge sur la face, les joues et le menton ; absolument rien sur le tronc ni les membres ; rien au voile du palais. Langue blanche, large.

Observation XXIX

G..., 10 ans, à Brioux, la fille du médecin, a été prise sans prodromes d'une éruption miliaire qui ne l'a guère tenue que

2 à 3 jours au lit. On a pensé que c'était la rougeole, bien qu'il n'y ait pas d'éruption rubéolique, ne pouvant donner d'autre nom à cette maladie, mais on a été étonné de sa bénignité. Nous voyons l'enfant le 14; elle porte encore sur sa face des restes de miliaire et desquame sur le corps.

Observation XXX

R..., 12 ans 1/2, à Brioux. Malade depuis le 7 juillet; il s'est plaint de mal de tête et avait la fièvre; le lendemain déjà la poitrine était couverte de boutons.

Le 14. Les yeux sont nets; la main, promenée sur le front et les joues, éprouve la sensation de la peau de chagrin; encore un peu de rougeur sur les joues. Sur la poitrine et le dos, piqueté miliaire rouge caractéristique; les membre inférieurs sont sains; sur les avant-bras et le dos, piqueté miliaire chagriné.

Pas de fièvre ni de sueurs.

Le 11 cet enfant aurait sué abondamment et mouillé quatre chemises. Il a déjà eu deux fois la rougeole ?

Observation XXXI

R..., Gabriel, 21 mois, à Charneuil, aurait déjà eu cette année une rougeole? qui a commencé le 7 juin, a duré 15 jours et s'est accompagnée de sueurs abondantes.

Le 30. Il est retombé malade. Après 2 jours de prodromes (injection des yeux, larmoiement, toux), il a fait une éruption rouge, couverte de perles, fines, très abondantes; il a été très agité et a beaucoup moins sué que pendant sa première rougeole.

9 juillet. On voit encore des marbrures violacées sur le tronc, et une desquamation en larges lambeaux sur les avant-bras et les poignets. La poitrine, le dos, les reins présentent

encore de nombreuses vésicules desséchées, brillantes, quelques-unes desquament en collerettes. Pas de fièvre, bon état général.

Observation XXXII

R..., Mélanie, 5 ans, à Charneuil, appartient à une famille de 4 enfants qui ont tous été pris en même temps de la même éruption.

Je ne puis voir qu'elle le 9 juillet ; elle est en convalescence, desquame largement ; la peau a une rudesse et une sécheresse extrêmes, surtout marquée aux poignets et sur le haut de la poitrine.

Observation XXXIII

V..., Alice, 6 ans, à Charneuil. Après 2 jours de prodromes (catarrhes, fièvre), elle a été prise d'une éruption rubéolique avec miliaire confluente signalée par le médecin. Elle a eu du délire et des étouffements pendant 2 nuits ; sueurs d'abondance modérée les 2 premiers jours.

L'éruption est en décroissance depuis avant-hier ; tout le corps est marbré ; il n'y a plus de traces de vésicules, mais une desquamation en petits cercles, à la face, sur la poitrine et l'abdomen. L'enfant est encore alité sans fièvre.

III

Observations de cas où l'élément rubéolique devient accessoire.

Observation XXXIV

B..., 5 ans, aux Alleuds ; a eu la rougeole il y a 2 ans.

10 juillet. Apparition sans prodromes de boutons sur la face ; on n'y a pas fait attention.

Le 12. Nous trouvons cet enfant jouant dans le village ; personne ne le croit malade. Il présente sur la face dorsale des mains et des poignets une éruption miliaire confluente, à gros grains (petites lentilles), blanches, qui attirent notre attention. Ces grosses vésicules reposent sur une peau normale ; à la face, le front et le nez sont couverts de petites vésicules rouges. Deux placards rouges grenus recouvrent les joues ; sur la face interne du pavillon des 2 oreilles et sur le cou, mêmes vésicules un peu plus grosses. Rien sur le tronc ni les membres, pas de sueurs.

Les parents croient qu'il va avoir la rougeole, mais rien ne rappelle chez lui une éruption rubéolique au début.

Il n'y a pas eu de phénomènes de catarrhes, la température n'est pas élevée. De plus il est mort le 4 juillet, dans une maison voisine, un jeune homme qui paraît avoir eu une suette bien caractérisée, ayant débuté le 25 juin par des sueurs abondantes, palpitations, étouffements, peu d'éruption. Mort subite le 4. On l'a considérée comme une rougeole dont l'éruption était mal sortie ; mais on nous l'avait signalée comme suspecte.

Observation XXXV

M..., André, 10 mois, à Magnac-Laval. Le 27 juin début d'une éruption par le cou, la poitrine et le dos, qui a augmenté le lendemain ; mais il n'y a jamais eu que peu de chose à la face et sur les membres. Un peu d'agitation ; toux et diarrhée qui avaient commencé le 25 juillet. Sueurs abondantes.

3 juillet. T. 39°,4. P. 150, régulier.

Sueurs profuses, toux ; quelques râles de bronchite. La face ne présente que quelques vésicules de miliaire blanche, sans rougeur ; pas de placards sur les joues. Sur la poitrine et le cou, éruption confluente de vésicules miliaires de toutes dimensions ; les unes blanches, les autres rouges ; le tout disséminé ou réuni en groupes sur un fond rouge, simulant une éruption due à l'huile de croton.

Dans le dos et les reins, la rougeur est bien plus intense,

formant une nappe presque continue, tandis qu'en avant elle est surtout disposée en auréoles autour des vésicules.

Une éruption miliaire confluente se remarque sur cette rougeur, ainsi que des vésicules affaissées dont les unes sont luisantes, les autres louches.

Cette éruption, au dire des parents, a été plus forte ; elle commence à décroître.

Observation XXXVI

P..., Henri, 19 ans, à Magnac-Laval ; a eu la rougeole à l'âge de 8 ans ; sa sœur l'a eue au mois de mars 1887. Malade depuis le 25 juin ; les sueurs sont tellement abondantes qu'il a mouillé 2 draps le premier jour. Les jours suivants elles diminuent de quantité ; il ne paraît pas avoir eu de coryza ni de larmoiement.

L'éruption est sortie pendant les fortes transpirations, sur le tronc et les membres, en s'accompagnant de vives démangeaisons.

Le 28 juin, je le trouve sans fièvre. P. 68 ; la peau est moite, la langue, bonne, sans desquamation.

On trouve quelques vésicules flétries, d'autres à contenu louche sur la poitrine ; quelques rougeurs violacées en voie de disparition existent encore sur le tronc principalement, aux reins et aux fesses. Il n'y a rien sur les membres inférieurs ; mais sur les supérieurs, peau de chagrin et petites élevures miliaires très visibles à contre-jour. On observe une teinte rosée des téguments sur la face antérieure des avant-bras, et quelques vésicules opaques cerclées de rouge.

Une desquamation en collerette se fait sur certains points du corps.

Observation XXXVII

G..., 9 mois, à Brioux. Enfant en bon état, vigoureux, chez qui on a remarqué depuis hier le développement de petits boutons sur la face.

14 juillet. Il présente une éruption de miliaire rouge, très fine au menton, sur la lèvre supérieure et un peu sur les joues. A la région épigastrique existe une large plaque rouge, chagrinée, empiétant sur le ventre et la poitrine, formée de très fines vésicules rouges.

Peu de chose dans le dos, sauf à la région sacrée où on trouve un pointillé miliaire, discret, disséminé.

IV

Observations de plusieurs cas réunis dans une même famille.

Observation XXXVIII

Famille M..., au Dorat. Le père, la mère et 3 enfants vivent dans une seule pièce.

1° Une des filles, 13 ans, a eu une éruption rubéolique il y a 4 ans, n'a pas été prise cette fois.

2° Une autre fille, 11 ans, a eu une éruption rubéolique il y a 5 semaines ; forte éruption durant 7 à 8 jours et accompagnée de sueurs abondantes. Elle a desquamé, mais il n'en reste plus de traces actuellement.

3° Une autre fille, 5 ans, est à la 4e semaine d'une éruption rubéolique qui a été intense avec sueurs profuses. L'enfant s'est levée après 8 jours et a été reprise d'une 2e éruption plus forte que la première avec sueurs moins abondantes ; elle a eu quelques épistaxis et de la diarrhée.

Actuellement elle est en pleine desquamation scarlatiniforme sur tout le corps, typique à la paume des mains et à la plante des pieds.

4° Le père, 35 ans, est malade depuis 2 jours. Il s'alite avec de la courbature, de la céphalalgie et des symptômes d'embarras gastrique. Le soir il commence à suer abondamment ; les sueurs continuent depuis, surtout la nuit quand il s'endort. assoupissement continuel.

Actuellement, le 25 juin, la langue est saburrale, rouge à la pointe et sur les bords. Sueurs abondantes à la face et sur le haut du tronc. La peau est moite; pas de chaleur vive à la peau.

L'éruption occupe la poitrine, la région sous-claviculaire, les côtés du thorax et le dos et consiste en un semis fin de petites taches rouges très légèrement granitées avec très peu de miliaire blanche. P. 74, régulier.

Pas de bronchite ni de toux. Rien aux yeux.

Le 26. Sueurs toujours abondantes. L'éruption a un peu augmenté, mais est plus nette dans le dos et le haut de la poitrine, très petits grains rouges avec quelques vésicules miliaires. Pas de vomissements, constipation. Un peu d'agitation nocturne, insomnie. P. 72, régulier.

Le 27. Même état; pas de fièvre vive, peau moite; sueurs de la tête, palpitations.

Le 28. Pas de sueurs, peau moite. Le malade ne se plaint plus de palpitations; pas de gêne respiratoire, pas de chaleur à la peau.

Langue légèrement blanche, ne desquame pas.

Face toujours suante, sans éruption.

Sur le haut de la poitrine, dans le dos et sur les membres, il n'existe plus à proprement parler d'éruption, mais un petit piqueté rouge foncé très disséminé; sur quelques points rouges vésicules très nettes à contenu opaque, et quelques-unes plus grosses, isolées, surtout sur l'avant-bras et la poitrine.

Le 29. Il continue à aller bien; pas d'oppression mais encore quelques palpitations hier soir. P. lent, 64. Même état de l'éruption.

Le 2 juillet. Le malade se lève; il est très affaibli. P. dépressible, 76.

Observation XXXIX

Famille L..., au Dorat. Le père, la mère et 4 enfants logés dans une pièce unique, mal aérée.

1° Une fille de 4 ans 1/2 a eu une éruption rubéolique précédée de catarrhes vers le 10 juin. Elle est restée alitée 8 jours.

Le 24 juin. Il n'y a plus de traces d'éruption sauf, quelques vésicules ridées sur la figure. Desquamation furfuracée sur le corps.

Le 28. Poussée de miliaire sur fond rouge à la face et sur le dos. Aux reins, vésicules pâles, sans rougeur; p de fièvre, faiblesse très marquée.

2° Fille de 7 ans, a eu, dit-on, la rougeole il y a 2 mois. Elle n'aurait été malade que pendant 3 jours.

14 juin. Nouvelle éruption, accompagnée de sueurs, d'épistaxis : pas de catarrhes.

Le 24. L'éruption a disparu. Desquamation légère, furfuracée. Toux coqueluchoïde qu'elle a depuis longtemps déjà.

3° Fille de 9 mois, a la coqueluche depuis le commencement de janvier.

Le 24. Elle est en pleine éruption dont on ne peut préciser le début. Éruption rubéolique généralisée, avec miliaire confluente très fine sur la face. Sur le tronc l'éruption miliaire est beaucoup moins apparente. Peau moite, larmoiement, pas de coryza. Bronchite généralisée (coqueluche).

Le 26. L'exanthème pâlit, la miliaire est presque effacée à la face qui commence à se recouvrir de petites écailles épidermiques.

Le 28 et les jours suivants, l'éruption disparait, la desquamation s'établit en lamelles.

1er juillet. Desquamation générale très intense.

La face dorsale des avant-bras et des mains est recouverte d'épaisses plaques épidermiques donnant un aspect lichénoïde.

4° Garçon, 2 ans, tombe malade le 16 juin. 2 jours plus tard, le 18, il ne présente aucun phénomène de catarrhes. Le tronc et la face sont couverts d'une éruption papulo-vésiculeuse discrète.

Le 24. Tout le corps et la face sont couverts d'une éruption rubéolique confluente donnant une sensation chagrinée caractéristique. Abattement. Sueurs abondantes; bronchite modérée, P. 80, régulier.

Le 28. Il ne reste plus que quelques saillies miliaires sur le front, les tempes et le cou. Desquamation furfuracée sur la face.

Observations XL a XLV

L'école communale du Dorat a présenté une épidémie très limitée de suette rubéolique. Voici les observations que nous avons pu recueillir parmi les élèves internes. Tous ces cas se rapprochaient beaucoup de la rougeole.

Obs. XL. — B..., 13 ans, n'a pas eu la rougeole.

Se portait bien jusqu'au 19 juin, au matin, jour où il s'alite. Début par céphalalgie, larmoiement, un peu de coryza. Pas d'épistaxis ni de vomissements.

Le soir, éruption.

Le 24. L'éruption est en décroissance ; la face est encore rouge, de teinte uniforme. On observe disséminées sur le nez quelques vésicules rares de miliaire blanche. Desquamation lamellaire, par plaques comme des pièces de 20 cent. sur la face. Sur le reste du corps, à peine de traces d'éruption ; peu de vésicules, pas de desquamation.

Langue saburrale, légèrement desquamée à la partie moyenne. Rien à la gorge, pas de fièvre, peau moite. P. 74, régulier. Le malade demande à manger.

Le 25. La face est toujours marbrée, la desquamation continue par petites lamelles ; pas de desquamation sur le corps.

La langue devient rose, mais sans desquamation.

P. 70, régulier. Peau chaude, sèche.

Sur la poitrine, traces d'éruption comme des piqûres de puce.

Obs. XLI. — J..., 14 ans. Dit avoir déjà eu la rougeole. Malade depuis le 19 juin ; début par céphalalgie, fièvre.

Le 21 au matin, épistaxis. N'a eu que peu d'éruption. Pas de vomissements ni de diarrhée.

Le 24. Il conserve des traces d'éruption sur les membres supérieurs, analogues à des piqûres de puce et qui ne disparaissent pas complètement à la pression ; de plus elles ont l'aspect purpurique. A la face, pas d'éruption, mais desquamation furfuracée fine, sur les oreilles et autour de la bouche. Langue desquamée à la pointe, blanche en arrière apyrexie; peau humide, sans sueurs abondantes. P. 72, régulier.

Le 25. Guérison ; il n'y a plus de traces d'éruption ; desquamation furfuracée à la face. P. 46, lent.

Obs. XLII. — Th..., 7 ans, n'a pas eu la rougeole.

Malade depuis le 19 juin. Début par céphalalgie, picotements dans les yeux, et tuméfaction. Le 21 il a une épistaxis. Peu de vomissements. Éruption le 21 et le 22. Dès le 23 au soir, elle entre en décroissance. Le malade a beaucoup toussé.

Le 24. Éruption rubéolique en voie de décroissance sur le corps ; encore assez marquée à la face.

Desquamation en petites lamelles, à la face, pas sur le corps; peu de vésicules ; très peu d'aspect miliaire.

La langue est bonne, rose; il n'y a pas d'angine.

Toux rauque, gros râles de bronchite généralisés.

P. 64, irrégulier, inégal, rien au cœur.

Le 25. P. 64, irrégulier. L'éruption décroit ; la face est encore marbrée. Les membres et le thorax ont des taches pigmentaires brunes. Les yeux sont gonflés ; la bronchite diminue, la peau est moite.

Obs. XLIII. — C..., 14 ans, n'a pas eu la rougeole.

Alité depuis le 20. Début par céphalalgie, toux. Les yeux sont gonflés. Le 22, éruption, très intense. Epistaxis le 19 et le 22. Le 18, vomissements et constipation. Pas de sueurs abondantes. Toux. L'éruption diminue depuis le 23 au soir.

Le 24. Éruption encore nettement rubéolique : piqueté purpurique sur quelques taches, surtout sur le dos et les reins ; quelques vésicules peu saillantes aux creux axillaires.

P. 80, très régulier ; peau moite, modérément chaude. Laryngite ; bronchite forte ; râles muqueux et sous-crépitants généralisés. Langue saburrale, gorge et voile du palais rouge vif, non tuméfiés ; peu de dysphagie. Il a eu un peu d'agitation fébrile au début de la maladie.

Le 25. Le corps est toujours marbré, surtout au dos où les points purpuriques sont plus marqués. Le malade a bien dormi; sa langue est saburrale; la bronchite continue, mais il y a moins de laryngite. P. 66, régulier, peau bonne; pas de sueurs.

Obs. XLIV. — D..., 10 ans, n'a pas eu la rougeole.

Alité depuis le 20 juin avec début par céphalalgie et courbature. Le 23 au matin, épistaxis et éruption.

Le 24. Langue blanche, rouge sur les bords, humide. Yeux larmoyants gonflés. La face a une rougeur uniforme. L'éruption rubéolique est des plus nettes et donne à la main la sensation de peau de chagrin, surtout aux cuisses et au thorax. Pas de vésicules appréciables à la vue. Sur les fesses, éruption intense, confluente avec points purpuriques.

Laryngite; toux fréquente, gros râles de bronchite. Peau modérément chaude, moite; il n'a pas eu de fortes sueurs. Rougeur de la gorge sans gonflement. Desquamation furfuracée au nez et autour des yeux et de la bouche,

Le 25. P. 58. Yeux toujours gonflés. L'éruption commence à décroître; elle est toujours nettement rubéolique sur les membres inférieurs.

La bronchite continue; moins de râles; desquamation furfuracée à la face, mais n'apparaissant pas sur le corps.

Cette éruption est surtout formée dans le dos par de petites taches isolées les unes des autres, comme des lentilles non saillantes, avec ou sans miliaire.

Aux cuisses, c'est franchement de la rougeole en plaques laissant des espaces blancs.

Obs. XLV. — B..., 13 ans, au Dorat, a eu la rougeole il y a 6 ans. Le 24 juin au soir il s'alite avec du malaise, de la céphalalgie, un peu de gonflement des yeux et de la toux. L'éruption commence le 25 au soir, 24 heures après le début.

Le 26, son éruption se présente à la face et sur le tronc sous l'aspect de petites taches rouges, arrondies, lenticulaires sur un fond normal; elle n'occupe que la poitrine, le haut du ventre et le dos.

Un peu d'injection des conjonctives; éruption de taches rouges sur le voile du palais pas de sueurs.

Le lendemain il se plaint de douleur épigastrique légère, sans étouffements. Vomissements bilieux dans la journée; pas de forte élévation thermique.

Son éruption s'est un peu étendue aux membres supérieurs. Aujourd'hui les taches rouges d'hier sont presque toutes saillantes, acuminées et un grand nombre d'entre elles, surtout dans le dos, portent à leur sommet une petite vésicule transparente. La peau est moite.

Les jours suivants, l'état général reste toujours bon ; il n'y a pas grande réaction.

L'éruption ne s'étend pas aux membres inférieurs, mais sur les parties primitivement atteintes. Elle continue la même évolution, c'est-à-dire qu'elle reste formée de petites taches rouges, isolées, surmontées presque toutes d'une vésicule dont le contenu se trouble, puis qui se dessèche laissant un point épidermique brillant, qui plus tard desquame en petit cercle laissant une collerette très bien dessinée.

Le 1er juillet, cet aspect est caractéristique, les taches rouges ont un peu pâli et présentent une coloration brunâtre; la desquamation reste localisée au niveau de ces vésicules.

Observation XLVI

Famille P..., au Dorat. Deux enfants qui tombent malades en même temps et font une éruption rubéolique avec sueurs. Pendant le cours de l'éruption ils ont été pris tous deux de phénomènes typhoïdes avec adynamie, stupeur, sécheresse de la langue, diarrhée. Le plus jeune, âgé de 3 ans, succombe vingt jours après le début de la maladie dans le collapsus, ne présentant plus de traces d'éruption, mais ayant eu dans les derniers jours de sa maladie une fièvre vive (40°), une prostration profonde, de la diarrhée et de la dyspnée très accentuée accompagnée de bronchite généralisée.

L'aîné, âgé de cinq ans, a présenté les mêmes symptômes, mais moins accusés. A l'époque où sa sœur succombait

(4 juillet), il paraissait entrer en convalescence et présentait sur tout le corps une desquamation en lamelles assez abondante.

Observation XLVII

Famille L..., à Brioux, 2 enfants.

1° Louise, 7 ans, est tombée malade le 3 juillet.

Après 2 jours de prodromes (malaise léger, toux, pas de larmoiement), l'éruption débute par la face, et se généralise. Sueurs profuses les 2 premiers jours, pas d'étouffements. Elle a eu une éruption miliaire formée de boutons blancs et rouges généralisée. Le 8 juillet, elle commençait à se lever.

Le 14, elle présente encore sur le front une éruption miliaire rouge, à grains isolés, 2 placards circonscrits, à surface rugueuse, lichénoïde sur les joues. Miliaire sur le menton, éruption discrète sur l'avant-bras droit, la région lombaire et les fesses. Traces de desquamation.

2° Emile, 3 ans, alité depuis le 9 juillet. Aurait eu déjà des boutons depuis 2 ou 3 jours. Sueurs. Larmoiement et toux. Il n'est resté alité que 4 jours.

Le 14, figure moite, éruption rouge pâle avec quelques saillies acuminées au menton et sur les joues. Rien sur la poitrine ni sur le ventre. Miliaire rouge aux fesses avec desquamation lamellaire au niveau des plis fessiers. Sur les avant-bras, surtout à la partie externe, vésicules saillantes sur fond rouge s'étendant sur la face dorsale du poignet et de la main. Pas de fièvre ; bon état général.

Observation XLVIII

Famille M..., à Millac.

1° Enfant de 4 ans, malade depuis le 8 juillet. Début par fièvre, toux, catarrhe oculaire; pas de sueurs; les boutons ont commencé à sortir le 9.

Le 10, petit semis disséminé de vésicules miliaires confluentes, surtout sur le dos du nez et au menton, où elles reposent sur une plaque rouge.

Un peu de coryza. Le cuir chevelu est couvert de vésicules miliaires. Rien sur le tronc, mais sur le dos du pied, petit semis de vésicules sur peau blanche.

2° Son frère a eu la rougeole dernièrement et se lève depuis 15 jours. Aujourd'hui il est encore en pleine desquamation sur les mains, les pieds, la poitrine.

3° La mère de ces deux enfants a eu la même affection; elle est enceinte et n'a pas avorté.

Observation XLIX

Famille B..., au Dorat, 3 enfants.

1° Jeanne, 6 ans, est tombée malade il y a un peu plus de 15 jours; 2 ou 3 jours de prodromes : fièvre, peu de sueurs. L'éruption date de 15 jours, a eu des vésicules 3 ou 4 jours. Se lève depuis 8 jours, a eu beaucoup d'agitation.

Le 5 juillet, guérie, desquame à la face.

2° Marie, 3 ans, vit dans la même chambre. Malade depuis le 30 juin : céphalalgie, fièvre. Sueurs avant l'éruption, elles ont été profuses. Le 3, l'éruption débute par la face. Rougeole forte. Sueurs jusqu'à ce jour; pas beaucoup d'agitation, prostration, au contraire. Beaucoup de diarrhée, vomissements hier.

Le 5. L'éruption est en voie de décroissance, mais a dû être très miliaire car elle est très pointillée, donnant aux avant-bras une grosse sensation granitée. De même aux fesses et aux reins où il y a encore des papules coniques. 2 ou 3 grosses vésicules opaques sur la poitrine, le pointillé tend à devenir violet.

Toux modérée. Peau moite. Langue desquamant comme dans la scarlatine. T. S. 38°, P. 100.

Le 6. Toujours beaucoup de sueurs et de toux. Peu de râles. Desquame beaucoup à la face; miliaire et vésicules au bras surtout à la face antérieure. L'éruption disparait sur le corps et les cuisses.

3° Eugène B..., 14 ans, est placé comme domestique dans les environs du Dorat, mais il vient presque tous les jours chez ses parents. Depuis quelques jours (?) il se plaignait de mal de tête. Le 4, en rentrant chez lui il s'alite avec du malaise et un peu de toux. L'éruption sort le soir même.

5 juillet. Agitation, délire et sueurs abondantes pendant toute la nuit. Ce matin, les yeux sont gonflés, injectés; pas de coryza. Oppression épigastrique; un peu de toux, pas de bronchite. Langue saburrale, vomissements. L'éruption est presque complète ; très boutonneuse à la face ; on dirait un début de variole. Toutes les rougeurs sont surmontées de vésicules. Le haut de la poitrine est de même couvert de plaques papulo-vésiculeuses confluentes ; elles deviennent plus rares en descendant vers l'abdomen. Mêmes caractères sur le dos; rien sur les membres inférieurs.

T. S. 40°. P. 60. R. 48.

Le 6. T. M. 39°. P. 96. Soir, 39°,4. P. 100.

Nuit agitée. Les sueurs ont été moins abondantes. Sécheresse de la langue ; oppression ; sensation d'un poids sur le sternum. L'enfant pousse des soupirs prolongés et fréquents. Pas de palpitations.

L'éruption est devenue plus confluente à la face qui est recouverte d'une nappe rouge uniforme à surface granuleuse. Sur le menton l'éruption prend l'aspect de groupes d'herpès en voie de développement. Sur le tronc, l'exanthème est devenu scarlatiniforme parsemé de taches violacées. Eruption morbilliforme sur les membres inférieurs. Au niveau des mains et des poignets l'éruption miliaire est très apparente. Les sueurs diminuent, les urines sont rares sans albumine.

Le 7. T. M. 37°,8. P. 76. Soir, 38°,9. P. 80.

Moins d'agitation nocturne, pas d'oppression ni de palpitation. Les yeux deviennent naturels, l'éruption présente à peu près les mêmes caractères qu'hier, les points purpuriques paraissent plus nombreux.

Le 8. T. M. 38°. Légère amélioration. Sur l'exanthème apparaît une éruption miliaire à peu près généralisée. Nous n'avons pu recueillir la fin de l'observation.

TABLE DES MATIÈRES

IMPRIMERIE LEMALE ET Cie, HAVRE

A LA MÊME LIBRAIRIE

HAHN, bibliothécaire en chef de la Faculté de médecine de Paris. — **Vocabulaire médical Allemand-Français**, contenant tous les mots techniques omis dans les dictionnaires allemands-français. Prix cartonné. . . . . **6** francs

HUEPPE et VAN ERMENGEM. — **Manuel technique de Microbiologie**, édition française.

Cette édition a pour base l'ouvrage du Dr HUEPPE, mais ce n'est pas à proprement parler une traduction, la matière et les figures étant plus que doublées dans l'édition française. 70 figures et 2 planches en chromo. Prix. . . . . **16** francs

HEYDENREICH (Alb.), professeur de clinique chirurgicale à la Faculté de Nancy. — **Thérapeutique chirurgicale contemporaine**, 1 vol. in-8 raisin de 300 pages. Prix **6** francs

BRADLEY. — **L'iodisme**. Pr. 5 fr.

DROUET, ancien interne des hôpitaux. — **De l'analgésie chloroformique dans les accouchements naturels**. Pr. 3 fr. 50

FESTAL, ancien interne des hôpitaux. — **Recherches anatomiques sur les veines de l'orbite, leurs anastomoses avec les veines des régions voisines**, avec planches. Pr. 3 fr.

JOCQS, ancien interne des hôpitaux. — **Des tumeurs du nerf optique**. Prix. . . . . 4 fr.

LAUMET. — **Rapports des éruptions cutanées avec les suppurations**. Prix. . . . 2 fr. 50

LUBET-BARBON, ancien interne des hôpitaux. — **Étude sur les paralysies des muscles du larynx**. Prix. . . . . . . 3 fr.

PIGNOL, ancien interne des hôpitaux. — **Recherches sur quelques signes stéthoscopiques**. Prix. . . . . . . 2 fr. 50

VALLIN, ancien interne des Hôpitaux. — **Situation et prolapsus des Ovaires**, avec planches. Prix . . . . 4 fr.

WEBER, ancien interne des hôpitaux. — **Contribution à l'étude anatomo-pathologique de l'artério-sclérose du cœur** (scléroses du myocarde), 2 planches en héliogravure. Prix 4 fr. 50

IMPRIMERIE LEMALE ET Cie, HAVRE

www.ingramcontent.com/pod-product-compliance
Ingram Content Group UK Ltd.
Pitfield, Milton Keynes, MK11 3LW, UK
UKHW020349230726
13925UKWH00003B/1029